Zöld csoda

Friss és egészséges ételek, amelyek minden napra tökéletesek

Anita Henger

Absztrakt

Spenót és szeder saláta 9

Zöldségsaláta svájci sajttal 11

Ízletes sárgarépa saláta 13

Pácolt zöldség saláta 15

Pörkölt színes kukorica saláta 17

Krémes uborka 19

Pácolt gomba-paradicsom saláta 21

Bab saláta 23

Cékla saláta fokhagymával 25

Pácolt kukorica 26

Borsó saláta 28

Cékla saláta 30

Alma és avokádó saláta 32

Kukorica, bab és hagyma saláta 34

Olasz vegetáriánus saláta 36

Tenger gyümölcsei tészta saláta 38

Grillezett zöldségsaláta 40

Ízletes nyári kukorica saláta 42

Ropogós borsó saláta karamellel 44

Varázslatos feketebab saláta 46

Nagyon jó görög saláta 48

Csodálatos thai uborkasaláta 50

Magas fehérjetartalmú paradicsom-bazsalikom saláta 52

Gyors avokádó-uborkasaláta 54

Árpa saláta paradicsommal és fetával ... 56

Angol uborka-paradicsom saláta ... 58

Nagymama padlizsán salátája ... 60

Sárgarépa, bacon és brokkoli saláta ... 62

Uborka és paradicsom saláta tejszínnel ... 64

Tortellini saláta paradicsommal ... 66

Brokkoli és bacon majonézes szószban ... 69

Csirke saláta uborka krémmel ... 71

Zöldség tormamártással ... 73

Édes borsó és tészta saláta ... 75

Színes pepperoni saláta ... 77

Saláta csirke, szárított paradicsom és fenyőmag sajttal ... 79

Mozzarella és paradicsom saláta ... 81

Fűszeres cukkinis saláta ... 83

Paradicsom és spárga saláta ... 85

Uborkasaláta mentával, hagymával és paradicsommal ... 87

Adas Salatas ... 89

Ajvar ... 91

Bakdoonsiyyeh saláta ... 93

Rellena saláta ... 94

Curtido saláta ... 96

Gado Gado saláta ... 98

Hobak Namulu ... 100

Horiatiki saláta ... 102

Waldorf csirke saláta ... 104

Lencse saláta olajbogyóval és fetával ... 106

Thai grillezett marha saláta ... 108

Amerikai saláta 110

Fűszeres körte és kéksajtos saláta 112

Fűszeres olasz saláta 114

Cézár saláta 116

Saláta prosciuttoval, körtével és karamellizált dióval 118

Római mandarin saláta mákos öntettel 120

Éttermi házi saláta 122

Spenót saláta 124

Spenót saláta Super Seven 126

Finom saláta 127

Spenót és árpa saláta 128

Eper, kivi és spenót saláta 130

Spenót és gránátalma saláta 131

Spenót saláta borsos zselés szósszal 132

Szuper egyszerű spenótos és pirospaprika saláta 133

Spenót, görögdinnye és menta saláta 134

Finom gránátalma saláta 136

Ropogós alma és mandula saláta 137

Gyönyörködjön mandarinnal, gorgonzolával és mandulával 138

Római saláta és párolt narancs 140

Addiktív saláta 141

Kelkáposzta saláta gránátalmával, napraforgómaggal és szeletelt
mandulával 143

Gránátalma feta saláta dijoni citromos vinaigrette-vel 145

Rukkola, édeskömény és narancs saláta 147

Avokádó és görögdinnye spenót saláta 148

Avokádó, kelkáposzta és quinoa saláta 149

Cukkinis saláta különleges öntettel ... 151
Zöldség és bacon saláta ... 153
Ropogós uborkasaláta ... 155
Színes zöldség-sajt saláta ... 157
krémes uborkasaláta ... 159
Bacon és brokkoli saláta ... 161
Zöldségsaláta és kukoricakenyér ... 163
Bab és zöldség saláta ... 165
Kukorica és olíva saláta ... 167
Kukorica saláta ... 169
Friss magyar saláta ... 171
Paradicsom, uborka és hagyma tökéletes kombinációja ... 173
Klasszikus uborkasaláta ... 175
Paradicsom saláta cseresznyével ... 177
Spárga saláta ... 179
Tészta és fekete bab salátákban ... 181
Spenót és cékla saláta ... 183
Burgonya saláta balzsamecettel ... 185
Pácolt paradicsom saláta ... 187
Finom brokkolis saláta ... 189
Olasz kukorica saláta olasz öntettel ... 191
Spárga és paprika saláta ... 192
Paradicsom-bazsalikom saláta ... 194
Színes kerti saláta ... 196
Gomba saláta ... 198
Quinoa, menta és paradicsom saláta ... 200
Savanyú káposzta saláta receptje ... 202

Gyors uborkasaláta 204

Paradicsom szelet tejszínes szósszal 206

Cékla saláta tányér 207

Csirke és spenót saláta 209

Német uborkasaláta 211

Színes citrus saláta egyedi öntettel 213

Burgonya, sárgarépa és cékla saláta 215

Dinnye és sonka saláta 216

Kukorica és fehérbab saláta 218

Spenót és szeder saláta

Hozzávalók

3 csésze fiatal spenót, megmosva és lecsepegtetve

1 liter friss szeder

1 fél liter koktélparadicsom

1 újhagyma, szeletelve

¼ csésze finomra vágott dió

6 uncia morzsolt feta sajt

½ csésze ehető virág

Választható bacon vagy balzsamos öntet

módszer

A spenótot, szedret, koktélparadicsomot, mogyoróhagymát, diót összekeverjük. Adjunk hozzá sajtot és forgassuk újra. Ez a saláta jó ízű; salátaöntettel vagy anélkül. Ha öntetet szeretne hozzáadni, használjon szalonnaszószt vagy sok balzsamecetet. Tálalás előtt díszítse kedvenc ehető virágaival.

Élvezni!

Zöldségsaláta svájci sajttal

Hozzávalók

1 csésze mogyoróhagyma, szeletelve

1 csésze zeller, szeletelve

1 csésze zöldpaprika

1 csésze chilivel töltött olajbogyó

6 csésze apróra vágott saláta

1/3 csésze növényi olaj

2 csésze reszelt svájci sajt

2 kanál. vörösborecet

1 nagy kanál. dijoni mustár

Sózzuk, borsozzuk ízlés szerint

módszer

Keverje össze az olajbogyót, a hagymát, a zellert és a zöldpaprikát egy salátástálban, és jól keverje össze. Egy kis tálban habosra keverjük az olajat, mustárt, ecetet. Sózzuk, borsozzuk. Az öntettel meglocsoljuk a zöldségeket. Tedd a hűtőbe egy éjszakára vagy több órára. Tálalás előtt a tányért letakarjuk salátalevelekkel. Keverjük össze a sajtot a zöldségekkel. Helyezze a salátát a saláta tetejére. Reszelt sajtot teszünk a tetejére. Azonnal tálaljuk.

Élvezni!

Ízletes sárgarépa saláta

Hozzávalók

2 kg sárgarépa, meghámozva és vékony átlós szeletekre vágva

½ csésze mandulapehely

1/3 csésze szárított áfonya

2 csésze rukkola

2 gerezd darált fokhagyma

1 csomag dán kéksajt, morzsolva

1 nagy kanál. almaecet

¼ csésze extra szűz olívaolaj

1 teáskanál. édesem

1-2 csipet frissen őrölt fekete bors

Sózzuk ízlés szerint

módszer

Keverje össze a sárgarépát, a fokhagymát és a mandulát egy tálban. Adjunk hozzá egy kevés olívaolajat, és jól keverjük össze. Só és bors ízlés szerint. Tegye át a keveréket egy tepsire, és süsse előmelegített sütőben 30 percig 400 F vagy 200 C fokon. Vegye ki a sütőből, amikor a széle aranybarna, és hagyja kihűlni. Tegye át a sárgarépa keveréket egy tálba. Adjunk hozzá mézet, ecetet, áfonyát és sajtot, és jól keverjük össze. Hozzákeverjük a rukkolát és azonnal tálaljuk.

Élvezni!

Pácolt zöldség saláta

Hozzávalók

1 doboz kis borsó, lecsepegtetve

1 doboz francia zöldbab, lecsepegtetve

1 doboz Fehér kukorica- vagy cipőcsutka, lecsepegtetve

1 közepes vöröshagyma, vékonyra szeletelve

¾ csésze finomra vágott zeller

2 kanál. Apróra vágott szegfűbors

½ csésze fehérborecet

½ csésze növényi olaj

egy csésze cukrot

½ teáskanál bors 1/2 teáskanál. só

módszer

Vegyünk egy nagy tálat, és keverjük össze a borsót, a kukoricát és a babot. Adjuk hozzá a zellert, a hagymát és a chilit, és jól keverjük össze. Vedd az edényt. Adjuk hozzá az összes többi hozzávalót és pároljuk. Folyamatosan keverjük, amíg a cukor fel nem oldódik. Öntsük a szószt a zöldségkeverékre. Fedjük le a tálat fedővel, és tegyük hűtőbe egy éjszakára. Hűtőben több napig is eltarthatod. Hidegen tálaljuk.

Élvezni!

Pörkölt színes kukorica saláta

Hozzávalók

8 Friss kukorica héjában 1 kockára vágott pirospaprika

1 zöldpaprika, kockára vágva

1 vöröshagyma, apróra vágva

1 csésze apróra vágott friss koriander

½ csésze olívaolaj

4 gerezd fokhagyma, összetörve, majd őrölve

3 lime

1 teáskanál. fehér cukor

Sózzuk, borsozzuk ízlés szerint

1 nagy kanál. csípős szósz

módszer

Vegyünk egy nagy edényt, és tegyük bele a kukoricát. Öntsünk vizet, és áztassuk be a kukoricát 15 percig. Távolítsa el a selymet a kukorica héjáról, és tegye félre. Vegye ki a grillt, és melegítse magas hőmérsékletre. Tegye a kukoricát a grillre, és süsse 20 percig. Időnként fordítsa meg őket. Hagyja kihűlni, és dobja ki a héjakat. Vegyünk egy turmixgépet, öntsünk olívaolajat, lime levét, forró mártást és keverjük össze. Adjunk hozzá koriandert, fokhagymát, cukrot, sót és borsot. Keverjük össze, hogy sima keveréket kapjunk. Szórjuk rá a kukoricát. Azonnal tálaljuk.

Élvezni!

Krémes uborka

Hozzávalók

3 uborka meghámozva és vékonyra szeletelve

1 hagyma, szeletelve

2 csésze víz

¾ csésze tejszín tejszínhabhoz

¼ csésze almaecet

Apróra vágott friss petrezselyem, ha szükséges

egy csésze cukrot

½ teáskanál só

módszer

Adjunk hozzá vizet és sót az uborkához és a hagymához, hagyjuk ázni legalább 1 órán keresztül. Engedje le a felesleges vizet. A tejszínt és az ecetet egy tálban simára verjük. Hozzáadjuk a pácolt uborkát és a hagymát. Jól keverjük össze, hogy egyenletesen bevonódjon. Néhány órára hűtőbe tesszük. Tálalás előtt megszórjuk petrezselyemmel.

Élvezni!

Pácolt gomba-paradicsom saláta

Hozzávalók

12 uncia koktélparadicsom, felezve

1 csomag friss gomba

2 apróra vágott zöldhagyma

csésze balzsamecet

1/3 csésze növényi olaj

1 ½ teáskanál fehér cukor

½ teáskanál Őrölt fekete bors

½ teáskanál só

½ csésze apróra vágott friss bazsalikom

módszer

Egy tálban keverjük simára a balzsamecetet, az olajat, a borsot, a sót és a cukrot. Vegyünk egy másik nagy tálat, és keverjük össze a paradicsomot, a hagymát, a gombát és a bazsalikomot. Dobd jól. Hozzáadjuk a fűszereket, és egyenletesen bevonjuk a zöldségeket. Fedjük le az edényt és tegyük hűtőbe 3-5 órára. Hidegen tálaljuk.

Élvezni!

Bab saláta

Hozzávalók

1 doboz pinto bab, megmosva és lecsepegtetve

Moss meg és csepegtess le 1 üveg csicseriborsót vagy csicseriborsót

1 doboz zöldbab

1 doboz viaszbab, lecsepegtetve

¼ csésze julienne zöldpaprika

8 fej újhagyma, szeletekre vágva

½ csésze almaecet

egy csésze repceolaj

egy csésze cukrot

½ teáskanál só

módszer

Keverje össze a babot egy nagy tálban. Adjuk hozzá a zöldpaprikát és a hagymát a babhoz. Az almaecetet, a cukrot, az olajat és a sót egy lefedett edényben habosra keverjük, hogy sima mártást kapjunk. Hagyja, hogy a cukor teljesen feloldódjon az öntetben. Öntsük rá a babos keveréket és jól keverjük össze. Fedjük le a keveréket, és tegyük hűtőbe egy éjszakára.

Élvezni!

Cékla saláta fokhagymával

Hozzávalók

6 Cékla megfőzve, meghámozva és felszeletelve

3 kanál. Olivaolaj

2 kanál. vörösborecet

2 gerezd fokhagyma

Sózzuk ízlés szerint

Mogyoróhagyma, néhány díszítésnek

módszer

Keverjük össze az összes hozzávalót egy tálban, és jól keverjük össze.

Azonnal tálaljuk.

Élvezni!

Pácolt kukorica

Hozzávalók

1 csésze fagyasztott kukorica

2 zöldhagyma, vékonyra szeletelve

1 nagy kanál. Apróra vágott zöldpaprika

1 levél zöldsaláta ízlés szerint

¼ csésze majonéz

2 kanál. Citromlé

teáskanál. Darált mustár

teáskanál. cukor

1-2 csipet frissen őrölt bors

módszer

Egy nagy tálban keverjük össze a majonézt citromlével, mustárporral és cukorral. Jól simára verjük. Adjuk hozzá a kukoricát, a zöldpaprikát és a hagymát a majonézhez. Sózzuk és borsozzuk a keveréket. Fedjük le és tegyük hűtőbe egy éjszakára vagy legalább 4-5 órára. Tálalás előtt zöldsalátával borítsuk be a tányért, és tegyük rá a salátát.

Élvezni!

Borsó saláta

Hozzávalók

8 szelet bacon

1 csomag fagyasztott borsó, felengedve és lecsepegtetve

½ csésze apróra vágott zeller

½ csésze apróra vágott újhagyma

2/3 csésze tejföl

1 csésze apróra vágott kesudió

Sózzuk, borsozzuk ízlés szerint

módszer

Helyezze a szalonnát egy nagy serpenyőbe, és közepes-közepes lángon süsse, amíg mindkét oldala megpirul. Papírtörlővel leszűrjük a felesleges olajat, és morzsoljuk össze a szalonnát. Tartsa félre. Keverje össze a zellert, a borsót, a mogyoróhagymát és a tejfölt egy közepes tálban. Gyengéd kézzel jól összekeverjük. Közvetlenül tálalás előtt adjuk hozzá a kesudiót és a szalonnát a salátához. Azonnal tálaljuk.

Élvezni!

Cékla saláta

Hozzávalók

¼ csésze édes pirospaprika, apróra vágva

4 csésze apróra vágott hámozott cékla

¼ csésze zöldhagyma

¼ csésze majonéz

1 nagy kanál. Ecet

2 kanál. cukor

teáskanál. Bors

teáskanál. só

módszer

Vegyünk egy tálat. Keverjük össze a pirospaprikát, a hagymát és keverjük össze. Vegyünk egy másik tálat az öntet elkészítéséhez. Keverjük össze a majonézt, az ecetet, a cukrot, a sót és a borsot, és jól keverjük össze. Öntsük a keveréket a zöldségekre, és jól keverjük össze. A céklát egy tálba szedjük, ezt a keveréket a céklához adjuk és jól összekeverjük. A zöldségeket egy éjszakára vagy több órára hűtőbe tesszük. A több pác több ízt tartalmaz. Hidegen tálaljuk.

Élvezni!

Alma és avokádó saláta

Hozzávalók

1 csomag baba zöld színű

¼ csésze apróra vágott vöröshagyma

½ csésze apróra vágott dió

1/3 csésze morzsolt kéksajt

2 teáskanál citromhéj

1 alma meghámozva, kimagozva és felszeletelve

1 avokádó, meghámozva, kimagozva és felkockázva

4 mandarin, lecsepegtetve

½ citrom, kifacsarva

1 gerezd darált fokhagyma

2 kanál. Olívaolaj Só ízlés szerint

módszer

Egy tálban összekeverjük a zöldségeket, a diót, a lilahagymát, a kéksajtot és a citromhéjat. A keveréket jól keverjük össze. Erőteljesen habosra keverjük a mandarin levét, a citromhéjat, a citromlevet, a darált fokhagymát és az olívaolajat. Sózzuk a keveréket. Ráöntjük a salátára és összekeverjük. Adja hozzá az almát és az avokádót a tálba, és közvetlenül a saláta tálalása előtt dobja fel.

Élvezni!

Kukorica, bab és hagyma saláta

Hozzávalók

1 doboz egész kukorica, megmosva és lecsepegtetve

1 doboz megmosott és lecsepegtetett borsó

1 doboz zöldbab, lecsepegtetve

1 üveg pimientos, lecsepegtetve

1 csésze finomra vágott zeller

1 hagyma apróra vágva

1 zöldpaprika, finomra vágva

1 csésze cukor

½ csésze almaecet

½ csésze repceolaj

1 teáskanál. só

½ teáskanál bors

módszer

Vegyünk egy nagy salátástálat, és keverjük össze a hagymát, a zöldpaprikát és a zellert. Tartsa félre. Vegyünk egy edényt, öntsünk rá ecetet, olajat, cukrot, sót és borsot, és forraljuk fel. Vegyük le a tűzről, és hagyjuk kihűlni a keveréket. Rászórjuk a zöldségekre, és jól összekeverjük, hogy egyenletesen bevonják a zöldségeket. Néhány órára vagy egy éjszakára hűtőbe tesszük. Hidegen tálaljuk.

Élvezni!

Olasz vegetáriánus saláta

Hozzávalók

1 doboz articsóka szív, lecsepegtetve és negyedelve

5 csésze saláta, megmosva, szárítva és apróra vágva

1 pirospaprika csíkokra vágva

1 sárgarépa 1 vöröshagyma apróra vágva

egy csésze fekete olajbogyó

egy csésze zöld olajbogyó

½ uborka

2 kanál. Reszelt római sajt

1 teáskanál. Friss apróra vágott kakukkfű

½ csésze repceolaj

1/3 csésze tárkonyecet

1 nagy kanál. fehér cukor

½ teáskanál mustárpor

2 gerezd darált fokhagyma

módszer

Vegyünk egy közepes tartályt szoros fedéllel. Adjunk hozzá repceolajat, ecetet, száraz mustárt, cukrot, kakukkfüvet és fokhagymát. Fedjük le a tálat, és erőteljesen verjük, hogy sima keveréket kapjunk. Tegye át a keveréket egy tálba, és adja hozzá az articsóka szíveket. Hűtsük le és hagyjuk pácolódni egy éjszakán át. Vegyünk egy nagy tálat, és keverjük össze a salátát, a sárgarépát, a pirospaprikát, a lilahagymát, az olajbogyót, az uborkát és a sajtot. Óvatosan rázza fel. Sózzuk, borsozzuk a fűszerezéshez. Keverjük össze az articsókkal. Hagyja pácolódni négy órán keresztül. Hidegen tálaljuk.

Élvezni!

Tenger gyümölcsei tészta saláta

Hozzávalók

1 csomag háromszínű tészta

3 szár zeller

1 kiló rákhús utánzat

1 csésze fagyasztott borsó

1 csésze majonéz

½ kanál fehér cukor

2 kanál. fehér ecet

3 kanál. tej

1 teáskanál. só

teáskanál. Őrölt feketebors

módszer

Forraljunk fel egy fazék sós vizet, adjuk hozzá a tésztát, és főzzük 10 percig.

Amikor a tészta felforrt, hozzáadjuk a borsót és a rákhúst. Egy nagy tálban keverjük össze a többi felsorolt hozzávalót, és hagyjuk állni egy ideig.

Keverjük össze a borsót, a rákhúst és a tésztát. Azonnal tálaljuk.

Élvezni!

Grillezett zöldségsaláta

Hozzávalók

1 kiló friss spárga

2 cukkinit hosszában félbevágunk, és a végén vágjuk le

2 sárga cukkini

1 nagy karikára vágott vöröshagyma

2 pirospaprika, félbevágva és kimagozva.

½ csésze extra szűz olívaolaj

egy pohár vörösborecet

1 nagy kanál. dijoni mustár

1 gerezd darált fokhagyma

Só és őrölt fekete bors ízlés szerint

módszer

A zöldségeket 15 percig melegítjük és grillezzük, majd a zöldségeket levesszük a grillről és apró darabokra vágjuk. Adjuk hozzá a többi hozzávalót, és keverjük össze a salátát úgy, hogy az összes fűszer jól elkeveredjen. Azonnal tálaljuk.

Élvezni!

Ízletes nyári kukorica saláta

Hozzávalók

6 hámozott és teljesen tiszta kalász

3 nagy paradicsom apróra vágva

1 nagy hagyma, apróra vágva

¼ csésze apróra vágott friss bazsalikom

egy csésze olívaolajat

2 kanál. fehér ecet

Só, bors

módszer

Vegyünk egy nagy edényt, adjunk hozzá vizet és sót, és forraljuk fel. A kukoricát a forrásban lévő vízben főzzük meg, majd adjuk hozzá az összes felsorolt hozzávalót. A keveréket jól összekeverjük és hűtőbe tesszük. Hidegen tálaljuk.

Élvezni!!

Ropogós borsó saláta karamellel

Hozzávalók

8 szelet bacon

1 csomag fagyasztva szárított borsó

½ csésze apróra vágott zeller

½ csésze apróra vágott újhagyma

2/3 csésze tejföl

1 csésze apróra vágott kesudió

Só és bors ízlés szerint

módszer

A szalonnát serpenyőben közepes lángon aranybarnára sütjük. A többi hozzávalót a kesudió kivételével egy tálban összekeverjük. Végül adjunk hozzá bacont és kesudiót a keverékhez. Jól összekeverjük és azonnal tálaljuk.

Élvezni!

Varázslatos feketebab saláta

Hozzávalók

1 doboz mosott és lecsepegtetett feketebab

2 doboz szárított kukoricacsutka

8 apróra vágott zöldhagyma

2 jalapeno paprika kimagozva és apróra vágva

1 apróra vágott zöldpaprika

1 avokádó, meghámozva, kimagozva és felkockázva.

1 üveg paprika plusz

3 paradicsom mag nélkül, és apróra vágva

1 csésze apróra vágott friss koriander

1 kifacsart lime

½ csésze olasz salátaöntet

½ teáskanál fűszerezett fokhagymás só

módszer

Vegyünk egy nagy tálat, és tegyük bele az összes hozzávalót. Jól keverjük össze, hogy jól összeérjenek. Azonnal tálaljuk.

Élvezni!

Nagyon jó görög saláta

Hozzávalók

3 nagy érett paradicsom apróra vágva

2 hámozott és apróra vágott uborka

1 kis fej lilahagyma apróra vágva

egy csésze olívaolajat

4 teáskanál citromlé

½ teáskanál szárított oregánó

Sózzuk, borsozzuk ízlés szerint

1 csésze morzsolt feta sajt

6 görög fekete olajbogyó, kimagozva és szeletelve

módszer

Vegyünk egy közepes méretű tálat, és keverjük jól össze a paradicsomot, az uborkát és a hagymát, és hagyjuk állni öt percig. A keveréket meglocsoljuk olajjal, citromlével, oregánóval, sóval, borssal, fetával és olajbogyóval. A sütőből kivéve azonnal tálaljuk.

Élvezni!!

Csodálatos thai uborkasaláta

Hozzávalók

3 nagy hámozott uborka, amelyeket ¼ hüvelykes szeletekre kell vágni és ki kell magozni

1 nagy kanál. só

½ csésze fehér cukor

½ csésze rizsborecet

2 apróra vágott jalapeno paprika

¼ csésze apróra vágott koriander

½ csésze apróra vágott földimogyoró

módszer

Az összes hozzávalót egy nagy tálban összekeverjük és jól összedolgozzuk.

Ízlés szerint fűszerezzük és hidegen tálaljuk.

Élvezni!

Magas fehérjetartalmú paradicsom-bazsalikom saláta

Hozzávalók

4 nagy érett szeletelt paradicsom

1 kiló friss mozzarella szeletelt mozzarella

1/3 csésze friss bazsalikom

3 kanál. extra szűz olívaolaj

Finom tengeri só

Frissen őrölt fekete bors

módszer

A paradicsom- és mozzarellaszeleteket felváltva és egymásra helyezzük a tányéron. A végén meglocsoljuk egy kevés olívaolajjal, finom tengeri sóval és borssal. Frissen, bazsalikomlevéllel fűszerezve tálaljuk.

Élvezni!

Gyors avokádó-uborkasaláta

Hozzávalók

2 közepes uborka kockákra vágva

2 kocka avokádó

4 kanál. apróra vágott friss koriander

1 gerezd darált fokhagyma

2 kanál. apróra vágott zöldhagyma

teáskanál. só

fekete bors

egy nagy citrom

1 lime

módszer

Vegyük az uborkát, az avokádót és a koriandert, és jól keverjük össze. Végül adjunk hozzá borsot, citromot, lime-ot, hagymát és fokhagymát. Dobd egyenesen. Azonnal tálaljuk.

Élvezni!

Árpa saláta paradicsommal és fetával

Hozzávalók

1 csésze nyers árpa tészta

egy csésze kimagozott zöld olajbogyó

1 csésze kockára vágott feta

3 kanál. Apróra vágott friss Presley

1 apróra vágott érett paradicsom

csésze szűz olívaolaj

egy csésze citromlé

Só, bors

módszer

Főzzük meg az árpát a gyártó utasításai szerint. Vegyünk egy tálat, és jól keverjük össze az árpát, az olajbogyót, a petrezselymet, a kaprot és a paradicsomot. A végén sózzuk, borsozzuk, a tetejére pedig feta sajtot teszünk. Azonnal tálaljuk.

Élvezni!

Angol uborka-paradicsom saláta

Hozzávalók

8 római vagy datterino paradicsom

1 angol uborka meghámozva és felkockázva

1 csésze Jicama, meghámozva és apróra vágva

1 kis sárga paprika

½ csésze vöröshagyma, kockára vágva

3 kanál. Citromlé

3 kanál. extra szűz olívaolaj

1 nagy kanál. Szárított petrezselyem

1-2 csipet bors

módszer

Egy tálban összekeverjük a paradicsomot, a paprikát, az uborkát, a mogyoróhagymát és a lilahagymát. Dobd jól. Öntsön olívaolajat, citromlevet, és fedje le a keveréket. Megszórjuk petrezselyemmel és összekeverjük. Sóval, borssal ízesítjük. Azonnal vagy hidegen tálaljuk.

Élvezni!

Nagymama padlizsán salátája

Hozzávalók

1 padlizsán

4 paradicsom, felkockázva

3 tojás keményre főzve, felkockázva

1 hagyma apróra vágva

½ csésze francia salátaöntet

½ teáskanál bors

Só, fűszerezéshez, ízlés szerint

módszer

A padlizsánokat megmossuk és hosszában kettévágjuk. Vegyünk egy serpenyőt, és kenjük meg olívaolajjal. A padlizsánokat vágott oldalukkal lefelé egy kivajazott tepsibe tesszük. 30-40 percig sütjük 350 fokon. Vegye ki és hagyja kihűlni. Hámozzuk meg a padlizsánokat. Vágja őket apró kockákra. Vegyünk egy nagy tálat, és tegyük bele a padlizsánokat. Adjuk hozzá a hagymát, a paradicsomot, a tojást, a fűszereket, a borsot és a sót. Dobd jól. Legalább 1 órára hűtőbe tesszük és tálaljuk.

Élvezni!

Sárgarépa, bacon és brokkoli saláta

Hozzávalók

2 fej friss brokkoli apróra vágva

½ font bacon

1 csokor újhagyma apróra vágva

½ csésze apróra vágott sárgarépa

½ csésze mazsola, ha szükséges

1 csésze majonéz

½ csésze desztillált fehér ecet

1-2 csipet bors

Sózzuk ízlés szerint

módszer

A szalonnát egy nagy serpenyőben, közepes lángon süssük aranybarnára. Lecsepegtetjük és összemorzsoljuk. Egy nagy tálban keverje össze a brokkolit, a zöldhagymát, a sárgarépát és a szalonnát. Só, bors. Indítsa el helyesen. Vegyünk egy kis edényt vagy edényt, és tegyünk bele majonézt, ecetet és habverővel. Öntsük az öntetet a zöldségkeverékhez. A zöldségeket finom kézzel fűszerezzük. Legalább 1 órát hűtjük és tálaljuk.

Élvezni!

Uborka és paradicsom saláta tejszínnel

Hozzávalók

3-4 uborka, meghámozva és felszeletelve

2 levél zöldsaláta, díszítéshez, ízlés szerint

5-7 szelet paradicsom,

1 vöröshagyma, vékonyan karikákra vágva

1 nagy kanál. Apróra vágott metélőhagyma

½ csésze tejföl

2 kanál. fehér ecet

½ teáskanál kapormag

teáskanál. Bors

Egy csipet cukor

1 teáskanál. só

módszer

Az uborkaszeleteket egy tálba tesszük és megszórjuk sóval. 3-4 órán át pácoljuk a hűtőben. Vegyük ki az uborkát és mossuk meg. Engedje le az összes folyadékot, és tegye át egy nagy salátástálba. Adjuk hozzá a hagymát és tegyük félre. Vegyünk egy kis tálat, és keverjük össze az ecetet, a tejfölt, a metélőhagymát, a kapormagot, a borsot és a cukrot. A keveréket felverjük, és az uborkás keverékre öntjük. Óvatosan rázza fel. A tányért jól elrendezzük salátával és paradicsommal. Azonnal tálaljuk.

Élvezni!

Tortellini saláta paradicsommal

Hozzávalók

1 kiló tortellini tészta

3 héja félbevágva

3 uncia kemény szalámi, kockára vágva

2/3 csésze apróra vágott zeller

¼ csésze szeletelt fekete olajbogyó

½ csésze pirospaprika

1 nagy kanál. Kockára vágott vöröshagyma

1 nagy kanál. Paradicsom szósz

1 gerezd darált fokhagyma

3 kanál. vörösborecet

3 kanál. Balzsamecet

2 teáskanál dijoni mustár

1 teáskanál. édesem

1/3 csésze olívaolaj

1/3 csésze növényi olaj

¾ csésze reszelt provolon

¼ csésze apróra vágott friss petrezselyem

1 teáskanál. Friss apróra vágott rozmaring

1 nagy kanál. Citromlé

Bors és só ízlés szerint

módszer

Főzzük ki a tésztát a csomagoláson lévő utasítás szerint. Felöntjük hideg vízzel és lecsepegtetjük. Tartsa félre. Süssük a paradicsomot grillen, amíg a héja részben megfeketedik. Most készítse el a paradicsomot egy turmixgépben. Adjuk hozzá a paradicsompürét, az ecetet, a fokhagymát, a mézet és a mustárt, majd keverjük újra. Fokozatosan adjunk hozzá olíva- és növényi olajat, és keverjük simára. Só, bors. Keverje össze a tésztát az összes zöldséggel, fűszernövényekkel, szalámival és citromlével egy tálban. Öntsük az öntetet és jól keverjük össze. Kiszolgálni.

Élvezni!

Brokkoli és bacon majonézes szószban

Hozzávalók

1 csokor brokkoli rózsákra vágva

½ kis vöröshagyma, apróra vágva

1 csésze reszelt mozzarella

8 csík bacon, megfőzve és összemorzsolva

½ csésze majonéz

1 nagy kanál. fehér borecet

egy csésze cukrot

módszer

Helyezze a brokkolit, a főtt szalonnát, a hagymát és a sajtot egy nagy salátástálba. Gyengéd kézzel keverjük össze. Fedjük le és tegyük félre. Egy kis tálban keverjük össze a majonézt, az ecetet és a cukrot. Folyamatosan keverjük, amíg a cukor fel nem oldódik, és sima keveréket nem kapunk. Az öntetet a brokkolis keverékre öntjük, és egyenletesen elosztjuk. Azonnal tálaljuk.

Élvezni!

Csirke saláta uborka krémmel

Hozzávalók

2 doboz csirke rögök, lecsepegtetve

1 csésze mag nélküli zöld szőlő félbevágva

½ csésze apróra vágott pekándió vagy mandula

½ csésze apróra vágott zeller

1 doboz mandarin, lecsepegtetve

¾ csésze krémes uborkasaláta öntet

módszer

Vegyünk egy nagy, mély salátástálat. Tetejét csirkével, zellerrel, szőlővel, naranccsal és választott pekándióval vagy mandulával díszítheti. Óvatosan rázza fel. Adjuk hozzá az uborkasaláta öntetet. A csirkehús-zöldségkeveréket egyenletesen elkenjük a krémes öntettel. Azonnal tálaljuk.

Élvezni!

Zöldség tormamártással

Hozzávalók

¾ csésze karfiol rózsa

egy csésze uborka

¼ csésze apróra vágott mag nélküli paradicsom

2 kanál. Szeletelt retek

1 nagy kanál. Szeletelt zöldhagyma

2 kanál. A zellert kockákra vágjuk

¼ csésze kockára vágott amerikai sajt

A feltéthez:

2 kanál. majonéz

1-2 evőkanál. cukor

1 nagy kanál. Torma kész

1/8 teáskanál bors

teáskanál. só

módszer

Keverje össze a karfiolt, az uborkát, a paradicsomot, a zellert, a retket, a zöldhagymát és a sajtot egy nagy tálban. Tartsa félre. Vegyünk egy kis tálat. Keverje össze a majonézt, a cukrot, a tormát, amíg a cukor fel nem oldódik és homogén keveréket nem kap. Az öntetet a zöldségekre öntjük és jól összekeverjük. Hűtőbe tesszük 1-2 órára. Hidegen tálaljuk.

Élvezni!

Édes borsó és tészta saláta

Hozzávalók

1 csésze makaróni

2 csésze fagyasztott borsó

3 tojás

3 zöldhagyma, apróra vágva

2 zellerszár, apróra vágva

¼ csésze Ranch salátaöntet

1 teáskanál. fehér cukor

2 teáskanál fehérborecet

2 édes savanyúság

1 csésze reszelt cheddar sajt

¼ Frissen őrölt fekete bors

módszer

A tésztát forrásban lévő vízben kifőzzük. Adjunk hozzá egy csipet sót. Ha kész, öblítsük le hideg vízzel és csepegtessük le. Vegyünk egy edényt, és töltsük fel hideg vízzel. Adjunk hozzá tojást és forraljuk fel. Vegyük le a tűzről és fedjük le. Hagyja a tojásokat meleg vízben 10-15 percig. Vegyük ki a tojásokat a forró vízből, és hagyjuk kihűlni. Hámozzuk le a bőrt és vágjuk fel. Vegyünk egy kis tálat, és keverjük össze a salátaöntetet, az ecetet és a cukrot. Jól összekeverjük, sóval és frissen őrölt fekete borssal ízesítjük. Keverjük össze a tésztát, a tojást, a zöldségeket és a sajtot. Öntsük az öntetet és keverjük össze. Hidegen tálaljuk.

Élvezni!

Színes pepperoni saláta

Hozzávalók

1 zöldpaprika, zsugorított

1 édes sárga paprika, juliened

1 édes piros paprika, juliens

1 lila paprika, juliened

1 fej lilahagyma julienne csíkokra vágva

1/3 csésze ecet

egy csésze repceolaj

1 nagy kanál. cukor

1 nagy kanál. Friss apróra vágott bazsalikom

teáskanál. só

Egy csipet bors

módszer

Vegyünk egy nagy tálat, és keverjük össze az összes paprikát, és jól keverjük össze. Adjuk hozzá a hagymát és keverjük újra. Vegyünk egy másik tálat, és adjuk hozzá a többi hozzávalót, és alaposan keverjük össze. Az öntetet a paprika-hagymás keverékre öntjük. Jól keverjük össze, hogy bevonják a zöldségeket. Fedjük le a keveréket, és tegyük hűtőbe egy éjszakára. Hidegen tálaljuk.

Élvezni!

Saláta csirke, szárított paradicsom és fenyőmag sajttal

Hozzávalók

1 vekni olasz kenyér, kockákra vágva

8 grillezett csirke csík

½ csésze fenyőmag

1 csésze szárított paradicsom

4 zöldhagyma 1/2 hüvelykes darabokra vágva

2 csomag vegyes saláta

3 kanál. extra szűz olívaolaj

½ teáskanál só

½ teáskanál frissen őrölt fekete bors

1 teáskanál. Fokhagyma por

8 uncia feta sajt, morzsolva

1 csésze balzsamecetes vinaigrette

módszer

Keverjük össze az olasz kenyeret és az olívaolajat. Sóval, fokhagymaporral és sóval ízesítjük. Helyezze a keveréket egyetlen rétegben egy kivajazott 9 x 13 hüvelykes serpenyőbe. Helyezzük az előmelegített grillre, és süssük aranybarnára és pirulásig. Kivesszük a sütőből és hagyjuk kihűlni. Rendezzük el a fenyőmagot a serpenyőben, helyezzük a hússütő alsó rácsára, és óvatosan pirítsuk meg. Öntsünk forró vizet egy kis tálba, és áztassuk be az aszalt paradicsomot, amíg megpuhul. A paradicsomot felszeleteljük. Keverje össze az összes zöld zöldséget egy salátástálban; adjunk hozzá paradicsomot, fenyőmagot, krutont, grillcsirkét, vinaigrettet és sajtot. Dobd jól. Kiszolgálni.

Élvezni!

Mozzarella és paradicsom saláta

Hozzávalók

¼ csésze vörösbor ecet

1 gerezd darált fokhagyma

2/3 csésze olívaolaj Olívabogyó

1 liter félbevágott koktélparadicsom

1 ½ csésze félzsíros mozzarella, felkockázva

¼ csésze apróra vágott hagyma

3 kanál. Friss apróra vágott bazsalikom

Bors ízlés szerint

½ teáskanál só

módszer

Vegyünk egy kis tálat. Adjuk hozzá az ecetet, az apróra vágott fokhagymát, sózzuk, borsozzuk, és addig keverjük, amíg a só fel nem oldódik. Adjunk hozzá olajat és keverjük simára. Adjunk hozzá paradicsomot, sajtot, hagymát, bazsalikomot egy nagy tálba, és óvatosan keverjük össze. Adjuk hozzá az öntetet és jól keverjük össze. Fedjük le a tálat és tegyük hűtőbe 1-2 órára. Időnként megkeverjük. Hidegen tálaljuk.

Élvezni!

Fűszeres cukkinis saláta

Hozzávalók

1 ½ evőkanál szezám

¼ csésze csirkehúsleves

3 kanál. Miso paszta

2 kanál. Szója szósz

1 nagy kanál. Rizsecet

1 nagy kanál. Zöld-citrom lé

½ teáskanál thai chili szósz

2 teáskanál barna cukor

½ csésze apróra vágott újhagyma

¼ csésze apróra vágott koriander

6 cukkini, juliened

2 Nóri lapot vékony szeletekre vágva

2 kanál. szeletelt mandula

módszer

Tegye a szezámmagot egy serpenyőbe, és tegye közepes lángra. 5 percig főzzük. Folyamatosan keverjük. Enyhén pirítsd meg. Keverje össze a csirkelevet, a szójaszószt, a miso pasztát, a rizsecetet, a lime levét, a barna cukrot, a chili szószt, a zöldhagymát és a koriandert egy tálban, és keverje össze. Egy nagy salátástálba dobjuk össze a cukkinit és a fűszereket. Díszítsük a cukkinit pirított szezámmaggal, mandulával és norival. Azonnal tálaljuk.

Élvezni!

Paradicsom és spárga saláta

Hozzávalók

1 font friss spárga, 1 hüvelykes darabokra vágva

4 paradicsom, szeletekre vágva

3 csésze friss gomba, szeletelve

1 zöldpaprika, zsugorított

¼ csésze növényi olaj

2 kanál. almaecet

1 gerezd darált fokhagyma

1 teáskanál. Az üröm szárított levelei

teáskanál. Csili szósz

teáskanál. só

teáskanál. Bors

módszer

Öntsünk egy kis vizet a serpenyőbe, és főzzük a spárgát, amíg ropogós és puha nem lesz, körülbelül 4-5 percig. Lecsepegtetjük és félretesszük. Egy nagy salátástálban keverjük össze a gombát a paradicsommal és a zöldpaprikával. A többi hozzávalót egy másik tálban összekeverjük. Adjuk hozzá a zöldségkeveréket az öntethez. Jól összekeverjük, letakarva 2-3 órára hűtőbe tesszük. Kiszolgálni.

Élvezni!

Uborkasaláta mentával, hagymával és paradicsommal

Hozzávalók

2 uborka hosszában félbevágva, magoktól megtisztítva és szeletekre vágva

2/3 csésze durvára vágott vöröshagyma

3 paradicsom kimagozva és durvára vágva

½ csésze apróra vágott friss mentalevél

1/3 csésze vörösbor ecet

1 nagy kanál. granulált édesítő kalória nélkül

1 teáskanál. só

3 kanál. Olivaolaj

Egy csipet bors

Sózzuk ízlés szerint

módszer

Keverje össze az uborkát, a granulált édesítőszert, az ecetet és a sót egy nagy tálban. Hagyja felszívódni. Legalább 1 órát szobahőmérsékleten kell hagyni, hogy bepácolódjon. Időnként keverje meg a keveréket. Tedd bele a paradicsomot, a hagymát, az apróra vágott friss mentát. Dobd jól. Adjuk hozzá az olajat az uborkás keverékhez. Keverjük, hogy egyenletesen bevonódjon. Só és bors ízlés szerint. Hidegen tálaljuk.

Élvezni!

Adas Salatas

(török lencse saláta)

Hozzávalók:

2 csésze megtisztított lencse

4 csésze vizet

egy csésze olívaolajat

1 hagyma, szeletelve

2-3 gerezd fokhagyma szeletekre vágva

2 teáskanál köménypor

1-2 citrom, csak leve

1 csokor petrezselyem, szeletekre vágva

Sózzuk, és ízlés szerint növeljük

2 paradicsom szeletekre vágva (elhagyható)

2 tojás keményre főzve és szeletelve (elhagyható)

Fekete olajbogyó, ízlés szerint

¼ csésze feta tej, opcionális, morzsolva vagy szeletelve

módszer

Adjunk hozzá babot és vizet egy nagy fazékba, és főzzük közepes lángon. Csökkentse a hőt, állítsa be és főzze készre. Ne főzzük túl. Lecsepegtetjük és hideg vízzel mossuk. Egy serpenyőben közepes lángon hevítsük fel az olívaolajat. Hozzáadjuk a vöröshagymát, és áttetszővé pároljuk. Adjuk hozzá a fokhagymagerezdeket és a köményt, és pirítsuk további 1-2 percig.

Helyezze a babot egy nagy tányérra, és adjon hozzá lilahagymát, paradicsomot és tojást. Keverjük össze a citromlevet, a petrezselymet, a petrezselymet és a sót. Frissen sajttal megszórva tálaljuk.

Élvezni!

Ajvar

Hozzávalók:

3 közepes padlizsán, hosszában félbevágva

6-8 édes piros paprika

½ csésze olívaolaj

3 kanál. Frissen palackozott tiszta palackozott ecet vagy narancslé

2-3 gerezd fokhagyma szeletekre vágva

Sózzuk, és ízlés szerint növeljük

módszer

Melegítse elő a sütőt 475 F fokra. Helyezze a padlizsánokat vágott oldalukkal lefelé egy gondosan olajozott tepsire, és süsse, amíg a formák megfeketednek és a padlizsán átsül, körülbelül 20 percig. Tegyük át egy nagy tányérra, és pároljuk pár percig. Helyezze az édes paprikát egy tepsire, és süsse a sütőben, forgatva, amíg a héja megfeketedik és a paprika megpuhul, körülbelül további 20 percig. Tegye át egy másik edénybe, és fedje le néhány percig. Miután a megtisztított zöldségek kihűltek, egy nagy tányérban vagy mixerben távolítsuk el a pépet a padlizsánról, a többit dobjuk ki. Vágjuk fel a paprikát, és adjuk hozzá a padlizsánhoz. Burgonyanyomóval simára törjük a padlizsánt és az édes paprikát. de még mindig egy kicsit durva. Ha mixert használunk, akkor a keveréket verjük a kívánt állagúra.

Élvezni!

Bakdoonsiyyeh saláta

Hozzávalók:

2 csokor olasz petrezselyem, szeletekre vágva

Tahini csésze

¼ csésze citromlé

Sózzuk ízlés szerint

víz

módszer

Egy tálban keverjük simára a tahinit, a friss narancslevet és a sót. Adjunk hozzá egy kanalat. vagy kettő, csak annyi víz, hogy sűrű öntetet készítsünk. Ízlés szerint fűszerezzük. Adjunk hozzá apróra vágott petrezselymet és keverjük össze. Azonnal tálaljuk.

Élvezni!

Rellena saláta

Hozzávalók:

2 font sárga, zeller Yukon arany

½ csésze olaj

¼ csésze frissen facsart tiszta lime vagy narancslé

2-3 szelet amarillo chili ízlés szerint

Sózzuk, és ízlés szerint növeljük

2 csésze töltelék

2-3 főtt tojás, szeletekre vágva

6-8 kimagozott fekete olajbogyó

módszer:

Tedd a zellert egy fazékba sok sós vízzel. Forraljuk fel, és főzzük a zellert puhára és készre. Tartsa félre. A zellert burgonyanyomóval pürésítjük, vagy burgonyanyomóval simára pépesítjük. Keverje össze az olajat, adjon hozzá (ha használt) ásványi kalciumot vagy tiszta friss narancslevet és ízlés szerint sót. Kibéleljük a lasagne tepsit. A zeller 50%-át a tányér aljára terítjük és elsimítjuk. Hasonló módon kenjük a zellerre kedvenc töltelékünket. A maradék zellert ugyanígy a töltelékre kenjük. Helyezze a kínálótányért fejjel lefelé az alkalmi tányérra. Mindkét kézzel fordítsa laposra és laposra, és engedje le a dobozt a serpenyőre. Díszítsük a megszórással egy kemény tojást és olajbogyót, és ha szükséges, néhány fűszert.

Élvezni!

Curtido saláta

Hozzávalók:

½ fej káposzta

1 hámozott és reszelt sárgarépa

1 csésze bab

4 csésze forrásban lévő víz

3 apróra vágott újhagyma

½ csésze fehér almaecet

½ csésze vizet

1 darab jalapeno vagy serrano paprika

½ teáskanál só

módszer

A zöldségeket és a babot egy nagy, hőálló rakott edénybe rendezzük.

Öntsünk pezsgőt az edénybe, hogy ellepje a zöldségeket és a babot, majd tegyük félre körülbelül 5 percre. Egy szűrőedényben szűrjük le, engedjük fel a lehető legtöbb folyadékot. Tegye vissza a zöldségeket és a babot az edénybe, és keverje össze a többi hozzávalóval. Pár órára hűtőbe tesszük dermedni. Hidegen tálaljuk.

Élvezni!

Gado Gado saláta

Hozzávalók

1 csésze zöldbab, főtt

2 sárgarépa, meghámozva és szeletekre vágva

1 csésze zöldbab, 2 hüvelykes darabokra vágva, párolva

2 burgonya, meghámozva, megfőzve és felszeletelve

2 csésze zöld saláta

1 A meghámozott uborkát karikára vágjuk

2-3 paradicsom karikára vágva

2-3 kemény tojás, karikákra vágva

10-12 Krupuk, garnélarák keksz

földimogyoró szósz

módszer

A saláta kivételével az összes hozzávalót összekeverjük és jól összedolgozzuk. A salátát salátaágyon tálaljuk.

Élvezni!

Hobak Namulu

Hozzávalók

3 Hobak vagy cukkini félholdokra vágva

2-3 gerezd fokhagyma, felaprítva

1 teáskanál. cukor

só

3 kanál. Szója pác

2 kanál. Sült szezámolaj

módszer

Forraljunk fel egy fazék vizet közepes lángon. Adjuk hozzá a főtt, és főzzük kb 1 percig. Lecsepegtetjük és hideg vízzel mossuk. Lecsepegtetjük újra.

Keverjük össze az összes hozzávalót, és jól keverjük össze. Forrón tálaljuk válogatott japán köretekkel és főételekkel.

Élvezni!

Horiatiki saláta

Hozzávalók

3-4 paradicsom magtól megtisztítva és feldarabolva

1 uborka meghámozva, kimagozva és apróra vágva

1 vöröshagyma, szeletelve

½ csésze Kalamata olajbogyó

½ csésze feta sajt, apróra vágva vagy morzsolva

½ csésze olívaolaj

csésze almaecet

1-2 gerezd fokhagyma, felaprítva

1 teáskanál. Oregano

Ízesítjük sóval és ízlés szerint

módszer

Tegye együtt a friss zöldségeket, olajbogyót és tejtermékeket egy nagy, nem reakcióképes tányérba. Egy másik tálban keverjük össze az olívaolajat, az almaecetet, a fokhagymagerezdeket, az oregánót, fűszerezzük és sózzuk.

Öntsük az öntetet egy edénybe friss zöldségekkel és keverjük össze. Fél órát hagyjuk pácolódni, és forrón tálaljuk.

Élvezni!

Waldorf csirke saláta

Hozzávalók:

Só, bors

4,6-8 uncia kicsontozott és bőr nélküli baromfimell, 1 hüvelyknél nem szélesebb, nehéz, vágott

½ csésze majonéz

2 kanál. citromlé

1 teáskanál. dijoni mustár

½ teáskanál őrölt édesköménymag

2 zeller tarja, apróra vágva

1 medvehagyma, apróra vágva

1 Granny Smith meghámozva, kimagozva, félbevágva és 1 hüvelykes darabokra vágva

1/2 csésze apróra vágott dió

1 nagy kanál. Szeletelt friss tárkony

1 teáskanál. szeletelt friss kakukkfű

módszer

Oldjunk fel 2 evőkanál. sót 6 csésze hideg vízben egy fazékban. Merítse a baromfit a vízbe. Az edényt forró víz felett 170 Celsius fokra melegítjük. Kapcsolja le a hőt, és hagyja állni 15 percig. Tegye vissza a baromfit egy papírtörlővel bélelt tányérra. Hűtőbe tesszük, amíg a baromfi ki nem hűl, körülbelül fél órára. Amíg a baromfi hűl, keverjük hozzá a majonézt, a citromlevet, a mustárt, az őrölt édesköményt és a ¼ tk. egy nagy tányérban együtt kelnek. A baromfit szivacsokkal szárítsa meg, és vágja fél hüvelykes darabokra. Tegye vissza a baromfit a tálba a majonézes keverékkel. Adjunk hozzá zabpelyhet, medvehagymát, almalevet, diót, tárkonyt és kakukkfüvet; keverjük össze. Nyomással fűszerezzük, és ízlés szerint sózzuk. Kiszolgálni.

Élvezni!

Lencse saláta olajbogyóval és fetával

Hozzávalók:

1 csésze bab, leszedve és leöblítve

Só, bors

6 csésze víz

2 csésze alacsony nátriumtartalmú baromfileves

5 gerezd fokhagyma enyhén összetörve és meghámozva

1 babérlevél

5 kanál. extra szűz olívaolaj

3 kanál. fehér borecet

½ csésze durvára szeletelt Kalamata olajbogyó

½ csésze frissen, apróra vágva a kiváló eredmény érdekében

1 nagy apróra vágott medvehagyma

egy csésze morzsolt feta sajtot

módszer

Áztassuk be a babot 4 csésze forró vízbe 1 tk. sót benne. Jól lecsepegtetjük. Egy lábosban összekeverjük a babot, a maradék vizet, a húslevest, a fokhagymát, a babérlevelet és a sót, és addig főzzük, amíg a bab meg nem puhul. Lecsöpögtetjük, és eltávolítjuk a fokhagymát és a babérlevelet. Egy tálban összekeverjük a többi hozzávalóval és jól összedolgozzuk. Feta sajttal díszítve tálaljuk.

Élvezni!

Thai grillezett marha saláta

Hozzávalók:

1 teáskanál. bors

1 teáskanál. paprika fűszerpaprika

1 nagy kanál. fehér rizs

3 kanál. kalcium ásványi lé, 2 lime

2 kanál. hal szósz

2 kanál. víz

½ teáskanál cukor

1. 1 ½ font oldalas liszt, szeletekre vágva

Push só és fehér, durvára őrölt

4 medvehagyma, vékonyra szeletelve

1 ½ csésze kiváló eredmény frissen, szakadva

1 ½ csésze friss korianderlevél

1 thai chili, szár nélkül és vékonyra szeletelve

1 mag nélküli angol uborka, 1/4 hüvelyk szélesre és vastagra szeletelve

módszer

A köreteket nagy lángon grillezzük, amíg meg nem sütjük. Hagyja félre pihenni. Vágjuk falatnyi darabokra. Az összes hozzávalót egy tálba keverjük, és jól összekeverjük. Azonnal tálaljuk.

Élvezni!

Amerikai saláta

Hozzávalók

1 kis fej vörös káposzta apróra vágva

1 nagy sárgarépa, lereszelve

1 alma kimagozva és apróra vágva

Legalább 50%-os lime leve

25 fehér mag nélküli szőlő, szeletekre vágva

1/2 csésze apróra vágott dió

3/4 csésze mazsola, aranyszínű mazsola jobban néz ki, de az íze miatt jobban szeretem a normál mazsolát

1/2 fokhagyma, apróra vágva

4 kanál. majonéz

módszer

Tegye az összes elemet egy nagy tányérra a felsorolt sorrendben. Jól keverje össze, miután a lime levét minden tartalomhoz hozzáadta.

Élvezni!

Fűszeres körte és kéksajtos saláta

Hozzávalók

1/3 csésze ketchup

½ csésze desztillált fehér ecet

¾ csésze fehér cukor

2 teáskanál sót

1 csésze repceolaj

2 fej saláta apróra vágva

4 uncia morzsolt kéksajt

2 körte meghámozva, kimagozva és apróra vágva

½ csésze pirított darált dió

½ vöröshagyma, apróra vágva

módszer

Egy kis tálban jól összekeverjük a ketchupot, a cukrot, az ecetet és a sót. Fokozatosan öntsük hozzá az olajat, folyamatos keverés mellett, amíg jól össze nem áll. Egy nagy tálban keverjük össze a salátát, a kéksajtot, a körtét, a diót és a lilahagymát. Az öntetet a salátára öntjük és összekeverjük.

Élvezni!

Fűszeres olasz saláta

Hozzávalók:

½ csésze repceolaj

1/3 csésze tárkonyecet

1 nagy kanál. fehér cukor

1 pirospaprika csíkokra vágva

1 reszelt sárgarépa

1 apróra vágott vöröshagyma

egy csésze fekete olajbogyó

¼ csésze kimagozott zöld olajbogyó

½ csésze szeletelt uborka

2 kanál. Reszelt római sajt

Ízlés szerint őrölt fekete bors

módszer

Egy közepes tálban keverjük össze a repceolajat, a cukrot, a száraz mustárt, a kakukkfüvet és a fokhagymát egy tálban. Egy nagy tálban keverje össze a salátát, a pirospaprikát, a sárgarépát, a lilahagymát, az articsóka szíveket, a fekete olajbogyót, a zöld olajbogyót, az uborkát és a Romano sajtot. Tedd a hűtőbe 4 órára, vagy egy éjszakára. Borssal és sóval ízesítjük. Hidegen tálaljuk.

Élvezni!

Cézár saláta

Hozzávalók:

1 fej saláta

2 csésze kruton

1 citrom leve

1 Worcestershire Dash Sauce

6 gerezd fokhagyma, felaprítva

1 nagy kanál. dijoni mustár

½ csésze olívaolaj

¼ csésze reszelt parmezán sajt

módszer

Törjük össze a krutonokat egy mély tálban. Hagyd félre. Egy tálban összekeverjük a mustárt, a citromlevet és a Worcestershire szószt. Mixerrel jól összedolgozzuk, majd lassan hozzáadjuk az olívaolajat, amíg krémes nem lesz. Az öntetet a salátára öntjük. Adjuk hozzá a krutont és a sajtot, és jól keverjük össze. Azonnal tálaljuk.

Élvezni!

Saláta prosciuttoval, körtével és karamellizált dióval

Hozzávalók:

2 csésze narancslé

2 kanál. vörösborecet

2 kanál. apróra vágott vöröshagyma

1 nagy kanál. fehér cukor

1 nagy kanál. fehérbor

1 csésze félbevágott dió

½ csésze fehér cukor

egy csésze vizet

¾ csésze extra szűz olívaolaj

1 nagy kanál. Vaj

2 körte - meghámozzuk, a köveket eltávolítjuk és szeletekre vágjuk

Sonka, vékony csíkokra vágva - 1/4 font

2 római szív, mosva és tépve

módszer

Egy közepes serpenyőben először melegítse fel a narancslevet közepesen magas lángon, gyakran kevergetve, amíg 1/4-ére csökken. Turmixgépbe tesszük, ecettel, hagymával, cukorral, borral, sóval és borssal együtt.

Olvasszuk fel a vajat egy tapadásmentes serpenyőben közepes lángon, miközben alacsony sebességgel keverjük, vegyük le a fedőt, és csepegtessük bele az olívaolajat, hogy a szósz emulgeálódjon. Adjunk hozzá cukrot és vizet, és főzzük állandó keverés mellett. A körtét és a diót vajban 3 percig pirítjuk. Levesszük a tűzről és félretesszük hűlni. Adjunk hozzá vinaigrettet. Most egy nagy olasz tányéron tálaljuk.

Élvezni!

Római mandarin saláta mákos öntettel

Hozzávalók:

6 szelet bacon

1/3 csésze almaecet

egy csésze fehér cukor

½ csésze durvára vágott vöröshagyma

½ teáskanál száraz mustárpor

teáskanál. só

1/2 csésze növényi olaj 1 tk. Mákszem

10 csésze tépett római levél

10 oz mandarin szeletek lecsepegtetve

¼ csésze pirított szeletelt mandula

módszer

A bacont serpenyőben megpirítjuk. Lecsepegtetjük, összetörjük és félretesszük. Az ecetet, a cukrot, a lilahagymát, a mustárport és a sót egy turmixgépbe tesszük. Csökkentse a turmixgép sebességét közepes-alacsonyra. Hozzákeverjük a mákot, és addig keverjük, míg a szósz krémes lesz. Dobja össze a salátát morzsolt baconnel és mandarinnal egy nagy tálban. Felöntjük a szósszal és azonnal tálaljuk.

Élvezni!

Éttermi házi saláta

Hozzávalók:

Változtasd az adagokat

1 nagy fej saláta - mossuk meg, szárítsuk meg és vágjuk fel

4 oz üveg kockára vágott pimento paprika, lecsepegtetve

2/3 csésze extra szűz olívaolaj

1/3 csésze vörösbor ecet

1 teáskanál. só

1 jégkocka - megmosva, szárítva és feldarabolva

14 uncia articsóka szív, lecsepegtetve és negyedelve

1 csésze apróra vágott vöröshagyma

teáskanál. Őrölt feketebors

2/3 csésze sajt - reszelt parmezán

módszer

Keverjük össze az összes hozzávalót egy tálban, és jól keverjük össze.

Azonnal tálaljuk.

Élvezni!

Spenót saláta

Hozzávalók:

Változtasd az adagokat

½ csésze fehér cukor

1 csésze növényi olaj

2 kanál. Worcestershire szósz

1/3 csésze ketchup

½ csésze fehér ecet

1 kisebb hagyma apróra vágva

450 g spenót - mossuk meg, szárítsuk meg és vágjuk falatnyi darabokra

4 uncia szeletelt lecsepegtetett vizes gesztenye

5 szelet bacon

módszer

Keverjük össze az összes hozzávalót egy tálban, és jól keverjük össze.

Azonnal tálaljuk.

Élvezni!

Spenót saláta Super Seven

Hozzávalók:

6 oz Csomag babaspenótlevél

1/3 csésze kockára vágott cheddar sajt

1 Fuji alma, meghámozva, kimagozva és felkockázva

1/3 csésze finomra vágott vöröshagyma

¼ csésze édesített szárított áfonya

1/3 csésze blansírozott szeletelt mandula

3 kanál. Öntet mákos salátához

módszer

Keverjük össze az összes hozzávalót egy tálban, és jól keverjük össze. Azonnal tálaljuk.

Élvezni!

Finom saláta

Hozzávalók:

8 csésze fiatal spenótlevél

11 oz doboz préselt mandarin

½ közepes vöröshagyma, külön szeletelve

1 csésze morzsolt feta sajt

1 csésze vinaigrette Balzsameces salátaöntet

1 ½ csésze édesített szárított áfonya

1 csésze szeletelt mézzel pirított mandula

módszer

Keverjük össze az összes hozzávalót egy tálban, és jól keverjük össze.

Azonnal tálaljuk.

Élvezni!

Spenót és árpa saláta

Hozzávalók:

16 uncia csomag nyers árpa tészta

Egy 10 unciás csomag apróra vágott babaspenótlevél

½ font morzsolt feta sajt

½ vöröshagyma apróra vágva

egy csésze fenyőmag

½ teáskanál szárított bazsalikom

teáskanál. Őrölt fehér bors

½ csésze olívaolaj

½ csésze balzsamecet

módszer

Forraljunk fel egy nagy fazék enyhén sós vizet. Tegyük át egy nagy tálba, és adjuk hozzá a spenótot, a fetát, a hagymát, a fenyőmagot, a bazsalikomot és a fehér borsot. Hozzáadjuk az árpát és 8-10 percig főzzük, leszűrjük és hideg vízzel leöblítjük. Meglocsoljuk olívaolajjal és balzsamecettel. Lehűtjük és hidegen tálaljuk.

Élvezni!

Eper, kivi és spenót saláta

Hozzávalók:

2 kanál. Málna ecet

2 és fél evőkanál málnalekvár

1/3 csésze növényi olaj

8 csésze spenót megmosva és falatnyi darabokra vágva

½ csésze apróra vágott dió

8 eper negyedben

2 hámozott és felszeletelt kivi

módszer

Keverjük össze az összes hozzávalót egy tálban, és jól keverjük össze. Azonnal tálaljuk.

Élvezni!

Spenót és gránátalma saláta

Hozzávalók:

1 10 uncia zacskó bébispenótlevél, megmosva és lecsepegtetve

1/4 vöröshagyma, nagyon vékonyra szeletelve

1/2 csésze apróra vágott dió

1/2 csésze morzsolt feta

1/4 csésze lucernacsíra, opcionális

1 gránátalma meghámozva és kimagozva

4 kanál. balzsamecet

módszer

Helyezze a spenótot egy salátástálba. Lilahagymával, dióval, fetával és csírával díszítjük. A tetejére szórjuk a gránátalma magokat, és vinaigrette-vel ízesítjük.

Élvezni!

Spenót saláta borsos zselés szósszal

Hozzávalók:

3 kanál. Finom paprika zselé

2 kanál. Olivaolaj

1/8 teáskanál só

2 csésze fiatal spenótlevél

2 uncia szeletelt kecskesajt

1/8 teáskanál dijoni mustár

módszer

Keverjük össze az összes hozzávalót egy tálban, és jól keverjük össze. Azonnal tálaljuk.

Élvezni!

Szuper egyszerű spenótos és pirospaprika saláta

Hozzávalók:

egy csésze olívaolajat

6 oz csomag babaspenót

½ csésze sajt - reszelt parmezán

egy csésze rizsecetet

1 apróra vágott pirospaprika

módszer

Keverjük össze az összes hozzávalót egy tálban, és jól keverjük össze.

Azonnal tálaljuk.

Élvezni!

Spenót, görögdinnye és menta saláta

Hozzávalók:

1 nagy kanál. Mákszem

¼ csésze fehér cukor 10 uncia Zsák fiatal spenótlevél

1 csésze almaecet

csésze Worcestershire szósz

½ csésze növényi olaj

1 nagy kanál. szezám

2 csésze kockára vágott görögdinnye magvakkal

1 csésze finomra vágott mentalevél

1 kis vöröshagyma, vékonyra szeletelve

1 csésze apróra vágott pörkölt pekándió

módszer

Keverjük össze az összes hozzávalót egy tálban, és jól keverjük össze.

Azonnal tálaljuk.

Élvezni!

Finom gránátalma saláta

Hozzávalók:

10 uncia doboz lecsepegtetett mandarin

10 uncia fiatal spenótlevél

10 uncia rukkola levelek

1 Gránátalma meghámozva és a magvakat szétválasztva

½ vöröshagyma, finomra szeletelve

módszer

Keverjük össze az összes hozzávalót egy tálban, és jól keverjük össze. Azonnal tálaljuk.

Élvezni!

Ropogós alma és mandula saláta

Hozzávalók:

10 oz vegyes saláta csomag

½ csésze szeletelt mandula

½ csésze morzsolt feta sajt

1 csésze apróra vágott mag nélküli almás sütemény

¼ csésze szeletelt vöröshagyma

egy csésze arany mazsola

1 csésze málna vinaigrette salátaöntet

módszer

Keverjük össze az összes hozzávalót egy tálban, és jól keverjük össze.

Azonnal tálaljuk.

Élvezni!

Gyönyörködjön mandarinnal, gorgonzolával és mandulával

Hozzávalók:

½ csésze blansírozott, szárazon pörkölt szeletelt mandula

1 csésze gorgonzola

2 kanál. vörösborecet

11 uncia mandarin, levét fenntartva

2 kanál. Növényi olaj

12 uncia vegyes saláta

módszer

Keverjük össze az összes hozzávalót egy tálban, és jól keverjük össze. Azonnal tálaljuk.

Élvezni!

Római saláta és párolt narancs

Hozzávalók:

½ csésze narancslé

1 nagy fej saláta - tépve, megmosva és szárítva

3 doboz mandarin

½ csésze szeletelt mandula

3 kanál. Olivaolaj

2 kanál. vörösborecet

½ teáskanál Őrölt fekete bors

teáskanál. só

módszer

Keverjük össze az összes hozzávalót egy tálban, és jól keverjük össze. Azonnal tálaljuk.

Élvezni!

Addiktív saláta

Hozzávalók:

1 csésze majonéz

½ csésze reszelt túró

½ csésze reszelt sárgarépa

¼ csésze friss sajt - reszelt parmezán

2 kanál. fehér cukor

10 uncia csomag tavaszi saláta keverék

½ csésze kis karfiol virágok Mali

½ csésze bacon darabok

módszer

Egy kis tálban keverj össze 1/4 csésze parmezán sajtot, cukrot és majonézt, amíg jól el nem keveredik. Lefedjük és egy éjszakára hűtőbe tesszük. Keverje össze a salátát, a szalonnát, a 1/2 csésze sárgarépát, a parmezán sajtot, a karfiolt egy nagy tálban. Közvetlenül tálalás előtt keverjük össze hideg fűszerekkel.

Élvezni!

Kelkáposzta saláta gránátalmával,

napraforgómaggal és szeletelt mandulával

Hozzávalók:

½ kiló káposzta

1 ½ csésze gránátalma mag

5 kanál. Balzsamecet

3 kanál. extra szűz olívaolaj

2 kanál. Napraforgómag

1/3 csésze szeletelt mandula

5 kanál. Rizsecet chili ízzel

Sózzuk ízlés szerint

módszer

Mossa meg és rázza le a felesleges vizet a káposztáról. Vágja fel a leveleket, amíg finomak lesznek, de még kissé levelesek. A szeletelt mandulát, a felaprított káposztát, a gránátalmát és a napraforgómagot összekeverjük egy nagy tálban; dobja kombájn. Távolítsa el a középső bordákat és a szárakat. Az olívaolajat, a rizsecetet és a balzsamecetes keveréket a káposztakeverékre csorgatjuk, és összeforgatjuk. Tálalás előtt sóval ízesítjük.

Élvezni!

Gránátalma feta saláta dijoni citromos vinaigrette-vel

Hozzávalók:

10 oz-os vegyes zöldségcsomag gyerekeknek

8 oz csomag morzsolt feta sajt

1 citrom lereszelve és kifacsarva

1 teáskanál. dijoni mustár

1 Gránátalma meghámozva és a magvakat szétválasztva

3 kanál. vörösborecet

3 kanál. Extra szűz olívaolaj

Sózzuk, borsozzuk ízlés szerint

módszer

A salátát, a fetasajtot és a gránátalma magokat egy nagy tálba tesszük.

Ezután egy külön nagy tálban összekeverjük a citrom levét és héját, ecetet,

mustárt, sót, olívaolajat és borsot. A keveréket a salátára öntjük, és

bevonjuk. Most azonnal ásnod kell.

Élvezni!

Rukkola, édeskömény és narancs saláta

Hozzávalók:

½ teáskanál Őrölt fekete bors

egy csésze olívaolajat

1 csomó rakéta

1 nagy kanál. édesem

1 nagy kanál. Citromlé

½ teáskanál só

2 Hámozott és feldarabolt narancs

1 édesköményhagyma vékony szeletekre vágva

2 kanál. Szeletelt fekete olajbogyó

módszer

Az összes hozzávalót egy nagy tálban összekeverjük és jól összedolgozzuk.

Azonnal tálaljuk. Élvezni!

Avokádó és görögdinnye spenót saláta

Hozzávalók:

2 nagy avokádó, meghámozva, kimagozva és felkockázva

4 csésze kockára vágott görögdinnye

4 csésze spenótlevél

1 csésze vinaigrette Balzsameces salátaöntet

módszer

Az összes hozzávalót egy nagy tálban összekeverjük és jól összedolgozzuk.

Hidegen tálaljuk.

Élvezni!

Avokádó, kelkáposzta és quinoa saláta

Hozzávalók

2/3 csésze quinoa

1 csokor göndör kelkáposzta, falatnyi darabokra vágva

½ avokádó, meghámozva és felkockázva

1/3 csésze apróra vágott pirospaprika

½ csésze uborka, kockára vágva

2 kanál. Finomra vágott vöröshagyma

1 1/3 csésze víz

1 nagy kanál. Morzsolt feta

Az öltözködéshez

¼ csésze olívaolaj 2 evőkanál. Citromlé

1 ½ evőkanál dijoni mustár

teáskanál. tengeri só

teáskanál. Fekete bors, frissen őrölt

módszer

Adjuk hozzá a quinoát és a vizet az edénybe. Hagyjuk felforrni. Csökkentse a hőt és főzzük 15-20 percig. Tartsa félre. Pároljuk a káposztát 45 másodpercig. Az öntethez az összes hozzávalót egy tálban összekeverjük.

Keverjük össze a kelkáposztát, a quinoát, az avokádót és a többi hozzávalót, majd öntsük a salátaöntettel.

Élvezni!

Cukkinis saláta különleges öntettel

Hozzávalók

6 kis cukkini vékonyra szeletelve

½ csésze apróra vágott zöldpaprika

½ csésze hagyma, kockára vágva

½ csésze zeller, kockára vágva

1 üveg pimientos, lecsepegtetve és felkockázva

2/3 csésze ecet

3 kanál. fehér borecet

1/3 csésze növényi olaj

½ csésze cukor

½ teáskanál bors

½ teáskanál só

módszer

Keverje össze az összes zöldséget egy közepes tálban, és tegye félre. A többi hozzávalót légmentesen záródó edényben keverjük össze. A keveréket erőteljesen felrázzuk, és a zöldségekre öntjük. Óvatosan belekeverjük a zöldségeket. Fedjük le és tegyük hűtőbe egy éjszakára vagy legalább 8 órára. Hidegen tálaljuk.

Élvezni!

Zöldség és bacon saláta

Hozzávalók

3 csésze apróra vágott brokkoli

3 csésze apróra vágott karfiol

3 csésze apróra vágott zeller

6 szelet bacon

1 1/2 csésze majonéz

egy csésze parmezán sajt

1 csomag fagyasztott borsó, felengedve

1 csésze édesített szárított áfonya

1 csésze spanyol földimogyoró

2 kanál. reszelt hagymát

1 nagy kanál. fehér borecet

1 teáskanál. só

¼ csésze fehér cukor

módszer

A szalonnát egy nagy, mély serpenyőben aranybarnára sütjük. Tányérra tesszük és összemorzsoljuk. Egy nagy tálban keverjük össze a brokkolit, a karfiolt, a borsót, az áfonyát és a zellert. Egy másik tálban keverjük össze a sajtot, a majonézt, a hagymát, a cukrot, az ecetet és a sót. A keveréket a zöldségekre öntjük. Hozzáadjuk a diót, a pancettát és jól megpirítjuk. Azonnal vagy hidegen tálaljuk.

Élvezni!

Ropogós uborkasaláta

Hozzávalók

2 negyed kis uborka, bőrrel felszeletelve

2 vöröshagyma vékony szeletekre vágva

1 csésze ecet

1 ¼ csésze cukor

1 nagy kanál. só

módszer

A hagymát, az uborkát és a sót egy tálban összekeverjük, és 3 órán át ázni hagyjuk. Vegyünk egy edényt, és adjunk hozzá ecetet, és hagyjuk felmelegedni. Adjuk hozzá a cukrot, és keverjük folyamatosan, amíg a cukor fel nem oldódik. Vegye ki az uborkát a beáztatott keverékből, és engedje le a felesleges folyadékot. Adjuk hozzá az uborkát az ecetes keverékhez és keverjük össze. Helyezze a keveréket fagyasztózsákokba vagy műanyag edényekbe. Fagyassza le. Felengedjük és hidegen tálaljuk.

Élvezni!

Színes zöldség-sajt saláta

Hozzávalók

1/3 csésze piros vagy zöld kaliforniai paprika, kockára vágva

1 csésze zeller, kockára vágva

1 csomag fagyasztott borsó

3 édes savanyúság, apróra vágva

6 Saláta

2/3 csésze majonézes csésze cheddar sajt, kockára vágva

Bors, frissen őrölt

Sózzuk ízlés szerint

módszer

Vegyünk egy nagy tálat. Keverjük össze a majonézt, a borsot és a sót. Adjunk hozzá piros- vagy zöldpaprikát, savanyúságot, zellert és borsót a keverékhez. Az összes hozzávalót jól összekeverjük. Adjuk hozzá a sajtot a keverékhez. 1 órán át hűtjük. Helyezze a salátaleveleket egy saláta tányérra, és helyezze a keveréket a levelek tetejére.

Élvezni!

krémes uborkasaláta

Hozzávalók

9 csésze uborka meghámozva és vékonyra szeletelve,

8 fej újhagyma apróra vágva

teáskanál. Hagyma só

teáskanál. Fűszeres fokhagymás só

½ csésze joghurt

½ csésze zsírszegény majonéz

teáskanál. Bors

2 csepp chili szósz

¼ csésze párolt tej

¼ csésze almaecet

egy csésze cukrot

módszer

Vegyünk egy nagy tálat. Tedd egy tálba az uborkát, az újhagymát, a hagymás sót, a fokhagymás sót és a joghurtot, és jól keverd össze. A majonézt, a borsot, a borsszószt, a tejet, az ecetet, a cukrot összekeverjük, és homogén keveréket készítünk. Az öntetet az uborkás keverékre kenjük. Jól keverjük össze, hogy az öntettel minden zöldséget ellepjen. Hűtsük le a salátát 4 órán keresztül a hűtőszekrényben. Hidegen tálaljuk.

Élvezni!

Bacon és brokkoli saláta

Hozzávalók

1 fej brokkoli falatnyi darabokra vágva

10 szelet bacon

¼ csésze vöröshagyma, apróra vágva

½ csésze mazsola

3 kanál. fehér borecet

1 csésze majonéz

1 csésze napraforgómag

2 kanál. fehér cukor

módszer

Vegyünk egy nagy serpenyőt. A szalonnát addig sütjük, amíg egyenletesen aranybarna nem lesz. Törjük össze és tegyük félre. Tedd egy tálba a brokkolit, a mazsolát és a hagymát, és keverd össze a keveréket. Vegyünk egy kis tálat, és keverjük habosra a majonézt, az ecetet és a cukrot. Tegyük a brokkolis keverékbe és keverjük össze. Két órára hűtőbe tesszük. Tálalás előtt adjunk hozzá bacont és napraforgómagot.

Élvezni!

Zöldségsaláta és kukoricakenyér

Hozzávalók

1 csésze kukoricakenyér, durvára morzsolva

1 doboz egész kukorica, lecsepegtetve

½ csésze hagyma, apróra vágva

½ csésze apróra vágott uborka

½ csésze brokkoli, apróra vágva

½ csésze zöldpaprika és édes pirospaprika finomra vágva

½ csésze kimagozott paradicsom, apróra vágva

½ csésze bors

Ranch salátaöntet

Sózzuk, borsozzuk ízlés szerint

Saláta levelek

módszer

Vegyünk egy nagy tálat. Adjuk hozzá a kukoricakenyeret és a zöldségeket. Dobja el a keveréket. A keverékre öntjük a salátaöntetet. Sózzuk és borsozzuk ízlés szerint. Indítsa újra. Fedjük le a keveréket, és tegyük hűtőszekrénybe legalább 4 órára. Helyezzük a salátát a saláta levelekre, és tálaljuk.

Élvezni!

Bab és zöldség saláta

Hozzávalók

2 doboz egész kukorica, lecsepegtetve

1 doboz fekete bab, leöblítve és lecsepegtetve

8 fej újhagyma apróra vágva

2 jalapeno paprika kimagozva és apróra vágva

1 zöldpaprika, vékonyra szeletelve

1 avokádó, meghámozva és felkockázva

1 üveg paprika plusz

3 paradicsom, szeletelve

1/2 csésze olasz salátaöntet

1/2 teáskanál fűszerezett fokhagymás só

1 csésze apróra vágott koriander

1 lime, kifacsart

módszer

Keverje össze a fekete babot és a kukoricát egy nagy tálban. Adjunk hozzá mogyoróhagymát, paprikát, jalapeno paprikát, szegfűborsot, avokádót és paradicsomot, és keverjük a keverékhez. Adjunk hozzá koriandert, lime-levet és olasz öntetet a keverékhez. Fokhagymás sót adunk hozzá a fűszerezéshez. Dobd egyenesen. Hidegen tálaljuk.

Élvezni!

Kukorica és olíva saláta

Hozzávalók

1 csomag fagyasztott kukorica

3 kemény tojás

½ csésze majonéz

1/3 csésze paprikával töltött olajbogyó

2 kanál. Apróra vágott metélőhagyma

½ teáskanál chili por

teáskanál. Őrölt kömény

1/8 teáskanál só

módszer

Keverje össze a kukoricát, a szeletelt tojást és az olajbogyót egy nagy tálban.

Egy közepes tálban összekeverjük a majonézt és a többi ízesítő hozzávalót.

Adjuk hozzá a majonézt a kukorica keverékhez. Jól keverjük össze, hogy az összes zöldséget és a kukoricát befedje a majonéz. Fedjük le a tálat. 2 órára hűtőbe tesszük. Hidegen tálaljuk.

Élvezni!

Kukorica saláta

Hozzávalók

6 Kukorica megtisztítva, megmosva és lecsepegtetve

3 nagy paradicsom

1 vöröshagyma vékony szeletekre vágva

egy csésze apróra vágott bazsalikom

2 kanál. fehér ecet

egy csésze olívaolajat

Sózzuk, borsozzuk ízlés szerint

módszer

A magokat forrásban lévő vízben megfőzzük, leszűrjük és félretesszük hűlni. Vágja ki a magokat a csutkából. Vegyünk egy nagy salátástálat. Keverjük össze a kukoricát, a bazsalikomot, a hagymát, a paradicsomot, az ecetet, a sót, borsot és az olajat. Dobd egyenesen. Hidegen tálaljuk.

Élvezni!

Friss magyar saláta

Hozzávalók

1 csomag fagyasztott vegyes zöldség, felengedve

1 csésze karfiol

1/2 csésze szeletelt mogyoróhagyma

1/2 csésze olívabogyó szeletelt paprikával töltve

1/4 csésze repceolaj

3 kanál. fehér ecet

1/4 teáskanál bors

1 teáskanál. fűszeres fokhagymás só

módszer

Keverje össze a fagyasztott zöldségeket, a karfiolt, a hagymát és az olajbogyót egy nagy tálban. Turmixgépben keverjük össze az olajat, a fokhagymát, a sót, az ecetet és a borsot. Öntsük a salátaöntetet a zöldségkeverékre. Dobd egyenesen. Tálalás előtt 2 órára hűtőbe tesszük. Szép tálban tálaljuk.

Élvezni!

Paradicsom, uborka és hagyma tökéletes kombinációja

Hozzávalók

2 nagy uborka, félbevágva és kimagozva

1/3 csésze vörösbor ecet

1 nagy kanál. fehér cukor

1 teáskanál. só

3 nagy paradicsom apróra vágva

2/3 csésze durvára vágott vöröshagyma

módszer

Az összes hozzávalót összekeverjük és egy éjszakára hűtőbe tesszük.

Hidegen tálaljuk.

Élvezni!

Klasszikus uborkasaláta

Hozzávalók

2 nagy uborka, meghámozva és felszeletelve

1 nagy édes hagyma, szeletelve

2 teáskanál sót

¼ csésze apróra vágott sárgarépa

1/3 csésze ecet

1 teáskanál. őrölt gyömbér

5 teáskanál fehér cukor

teáskanál. durva fekete bors

módszer

Keverjük össze az összes hozzávalót, és hagyjuk az uborkát egy éjszakán át a hűtőszekrényben pácolódni. Hidegen tálaljuk.

Élvezni!

Paradicsom saláta cseresznyével

Hozzávalók

4 csésze félbevágott koktélparadicsom

¼ csésze növényi olaj

3 kanál. almaecet

1 teáskanál. száraz

1 teáskanál. szárított bazsalikom

1 teáskanál. szárított oregánó

½ teáskanál só

1 teáskanál. fehér cukor

módszer

Az összes hozzávalót összekeverjük egy tálban, és félretesszük, hogy a paradicsom kicsit megpuhuljon. Jól összekeverjük és azonnal tálaljuk.

Élvezni!

Spárga saláta

Hozzávalók

1 ½ font spárga, meghámozva és 2 hüvelykes darabokra vágva

1 nagy kanál. Rizsecet

1 teáskanál. vörösborecet

1 teáskanál. Szója szósz

1 teáskanál. fehér cukor

1 teáskanál. dijoni mustár

2 kanál. Mogyoró olaj

1 nagy kanál. szezámolaj

1 nagy kanál. szezám

módszer

A rizsecetet, a szójaszószt, a vörösborecetet, a cukrot és a mustárt egy fedett edénybe tesszük és jól összekeverjük. Hozzáadjuk lassan a mogyoróolajat és a szezámolajat, folyamatosan kevergetve simára. Tartsa félre. A spárgát forrásban lévő vízben megfőzzük és leszűrjük. Helyezze a spárgát egy nagy tálba. Meglocsoljuk őket salátaöntettel. Megszórjuk szezámmaggal és összekeverjük. Azonnal tálaljuk.

Élvezni!

Tészta és fekete bab salátákban

Hozzávalók

6 uncia főtt és lecsepegtetett kis conchiglia tészta

1 üveg megmosott és lecsepegtetett borsó

1 csésze apróra vágott újhagyma

¾ csésze hámozott és felkockázott uborka

¾ csésze kockára vágott paradicsom

¾ csésze szeletelt zöldpaprika

1 kis jalapeno paprika, finomra vágva

A feltéthez:

3 kanál. Repceolaj

¼ csésze vörösbor ecet

1 teáskanál. Szárított bazsalikom

1 teáskanál. Csili szósz

1 teáskanál. Csilipor

1 teáskanál. cukor

½ teáskanál Só ízlés szerint

módszer

Keverje össze a tésztát, a borsót, a zöldhagymát, az uborkát, a paradicsomot, a zöldpaprikát és a jalapeno paprikát egy tálban. Keverjük össze a fűszereket és adjunk hozzá sót. Az öntettel meglocsoljuk a zöldségkeveréket. Dobd egyenesen. Hidegen tálaljuk.

Élvezni!

Spenót és cékla saláta

Hozzávalók

½ font babaspenót, megmosva és szárítva

1 csésze durvára vágott dió

2 és fél evőkanál fehér cukor

1/3 ecetes cékla

¼ csésze almaecet

½ teáskanál fokhagyma por

1 teáskanál. Csirkeleves granulátum

4 uncia kecskesajt, összetörve

½ teáskanál fekete bors

½ teáskanál só

¼ csésze növényi olaj

módszer

A diót egy edényben karamellizáljuk úgy, hogy kevés cukorral nagy lángon hevítjük. Aprítóban keverjük össze a répát almaecettel, fokhagymaporral, levesszemekkel, sóval, a többi cukorral és borssal. Öntsük hozzá az olajat, és keverjük újra simára. A diót és a kandírozott spenótot összekeverjük és meglocsoljuk öntettel. Megszórjuk sajttal és azonnal tálaljuk.

Élvezni!

Burgonya saláta balzsamecettel

Hozzávalók

10 piros burgonya főtt és felkockázva

1 vöröshagyma vékony szeletekre vágva

1 doboz negyedelt articsóka szív

½ csésze piros kaliforniai paprika, pirítva és kockára vágva

1 doboz fekete olajbogyó

½ csésze balzsamecet

1 teáskanál. Szárított oregánó

1 teáskanál. Szárított bazsalikom

½ teáskanál mustárpor

3 teáskanál olívaolaj

2 kanál. Friss petrezselyem

módszer

Keverjük össze az összes hozzávalót egy tálban, és jól keverjük össze, hogy az összes hozzávalót ellepje az ecet. 2-4 órára hűtőbe tesszük. Hidegen tálaljuk.

Élvezni!

Pácolt paradicsom saláta

Hozzávalók

3 paradicsom

2 kanál. Vágott hagyma

1 nagy kanál. Friss bazsalikom

1 nagy kanál. Friss petrezselyem

½ gerezd fokhagyma

1/3 csésze olívaolaj

1/4 csésze vörösbor ecet

1/4 teáskanál bors

Sózzuk ízlés szerint

módszer

Vegyünk egy szép nagy tányért, és tegyük rá a paradicsomot. Vegyünk egy lefedett üveget, és tegyünk bele apróra vágott ecetet, olajat, bazsalikomot, petrezselymet, fokhagymát és borsot, és rázzuk fel erőteljesen, hogy minden hozzávaló jól összeérjen. Fűszerezze a keveréket egy csipet sóval vagy ízlés szerint. A keveréket a paradicsomra öntjük. Jól letakarjuk, és egy éjszakára, vagy minimum 4 órára a hűtőbe tesszük. Hidegen tálaljuk.

Élvezni!

Finom brokkolis saláta

Hozzávalók

1 ½ kiló friss brokkoli rózsákra vágva

3 gerezd fokhagyma

2 kanál. Citromlé

2 kanál. Rizsecet

½ teáskanál dijoni mustár

Chili pehely ízlés szerint

1/3 csésze olívaolaj

Só és frissen őrölt fekete bors ízlés szerint

módszer

Adjunk hozzá egy kis vizet a serpenyőbe, és adjunk hozzá egy kevés sót. Forraljuk fel és adjuk hozzá a virágokat. Körülbelül 5 percig főzzük és leszűrjük. Egy kis tálkában adjuk hozzá a fokhagymát, az ecetet, a citromlevet, a mustárt, az olajat és a chilit, majd erőteljesen keverjük össze. Sózzuk és borsozzuk. Ráöntjük a brokkolira, és jól összekeverjük. Hagyd szobahőmérsékleten 10 percig, majd 1 órára a hűtőbe tesszük. Hidegen tálaljuk.

Élvezni!

Olasz kukorica saláta olasz öntettel

Hozzávalók

1 doboz egész kukorica

1 csésze friss paradicsom, apróra vágva

1 csésze uborka, meghámozva és apróra vágva

½ csésze apróra vágott zeller

½ csésze zöld vagy édes piros kaliforniai paprika

2 zöldhagyma

½ csésze olasz salátaöntet

módszer

A kukoricát egy tálba tesszük, és egyenként hozzáadjuk a zöldségeket. Dobd egyenesen. Öntsük az olasz salátaöntetet az üvegbe, és keverjük össze újra. Lefedjük és néhány órára hűtőbe tesszük. Hidegen tálaljuk.

Élvezni!

Spárga és paprika saláta

Hozzávalók

1 ½ Friss spárgával távolítsa el a végét, és vágja apró darabokra

2 db sárga paprika, magtól megtisztítva és szeletekre vágva

¼ csésze szeletelt mandula, pirított

1 fej vöröshagyma

3 kanál. Dijoni mustár ¼ csésze olívaolaj ½ csésze parmezán 3 gerezd apróra vágott fokhagyma

2 teáskanál Lime juice 2 teáskanál Cukor 1 teáskanál. csípős szósz Ízlés szerint salátaönteteket keverünk össze

módszer

Vegyünk egy serpenyőt, és helyezzük el egy rétegben a spárgát és a paprikát. A zöldségeket meglocsoljuk olívaolajjal. Állítsuk 400 F vagy 200 C fokra, és melegítsük elő a sütőt. Helyezze az edényt és süsse 8-10 percig. A zöldségeket időnként megforgatjuk. Hűtsük le és tegyük át a zöldségeket egy nagy tálba. Hozzáadjuk a sajtot, a hagymát, a pirított mandulát. Keverje hozzá a maradék olívaolajat, mustárport, cukrot, csípős szószt, lime levét és salátaöntet. Rászórjuk a zöldségekre és összekeverjük. Azonnal tálaljuk.

Élvezni!

Paradicsom-bazsalikom saláta

Hozzávalók

3 csésze főtt rizs

1 uborka magtól megtisztítva és kockákra vágva

1 fej vöröshagyma

2 paradicsom

2 kanál. Olivaolaj

2 kanál. almaecet

1 teáskanál. Friss bazsalikom

teáskanál. Bors

½ teáskanál só

módszer

Vegyünk egy nagy tálat, tegyük bele a rizst, az uborkát, a hagymát, a paradicsomot, és keverjük össze. Egy lefedett edényben keverjük össze az olívaolajat, az almaecetet, a bazsalikomot, és erőteljesen keverjük össze. Só és bors ízlés szerint. Szórjuk rá a rizses keveréket, és jól keverjük össze. Tálalás előtt néhány órát a hűtőben pihentetjük.

Élvezni!

Színes kerti saláta

Hozzávalók

5 kanál. vörösborecet

3 kanál. Szőlőmag olaj

1/3 csésze apróra vágott friss koriander

2 lime

1 teáskanál. Fehér cukor 2 gerezd Aprított fokhagyma

1 csomag fagyasztott héjas zöld szójabab

1 doboz fekete bab

3 csésze fagyasztott kukoricaszem

1 liter koktélparadicsomot negyedekre osztunk

4 apróra vágott újhagyma

teáskanál. só

módszer

Az ecetet, az olajat, a lime levét, a koriandert, a fokhagymát, a cukrot és a sót egy fedett edényben vagy nagy tálban habosra keverjük. Tartsa félre. A szóját puhára főzzük. A kukoricát 1 percig forraljuk. A szójababot és a kukoricát csepegtessük le a vízből, és tegyük át egy nagy tálba. Adjunk hozzá dresszinget. Óvatosan dobja el. Adjuk hozzá a paradicsomot, a hagymát és keverjük össze. Fedjük le a keveréket. Hűtőbe tesszük 2-4 órára. Hidegen tálaljuk.

Élvezni!

Gomba saláta

Hozzávalók

1 kiló friss gomba

1 hagyma apróra vágva és karikákra vágva

Édes pirospaprika, kockákra vágva, egy marék

2/3 csésze tárkonyecet

½ csésze repceolaj

1 nagy kanál. cukor

1 gerezd darált fokhagyma

Egy csipet chili szósz

1 ½ teáskanál só

2 kanál. víz

módszer

Adja hozzá az összes zöldséget és a többi hozzávalót egy nagy tálba, kivéve a pirospaprikát, a gombát és a hagymát. Jól keverjük össze őket. Adja hozzá a gombát és a hagymát a keverékhez, és óvatosan keverje össze, amíg az összes összetevő jól össze nem keveredik. Fedjük le a tálat, és tegyük hűtőbe egy éjszakára vagy 8 órára. Tálalás előtt a salátát megszórjuk pirospaprikával.

Élvezni!

Quinoa, menta és paradicsom saláta

Hozzávalók

1 ¼ csésze quinoa 1/3 csésze mazsola 2 paradicsom 1 hagyma, apróra vágva

10 retek ½ uborka, 1/2, kockára vágva

2 kanál. Enyhén pirított szeletelt mandula

egy csésze frissen vágott menta

2 kanál. Finomra vágott friss petrezselyem

1 teáskanál. Egy csésze őrölt kömény Limelé 2 ek. Szezámolaj 2 ½ csésze víz

Só ízlés szerint

módszer

Vegyünk egy edényt, és adjunk hozzá vizet és egy csipet sót. Forraljuk fel, és adjuk hozzá a quinoát és a mazsolát. Fedjük le és pároljuk 12-15 percig. Levesszük a tűzről és hagyjuk kihűlni. A quinoát csepegtessük le és tegyük át egy tálba. Egy közepes tálban keverje össze a hagymát, a retket, az uborkát, a mandulát és a paradicsomot. Óvatosan dobja el. Adjuk hozzá a quinoát.

Fűszerekkel, olajjal és aromás fűszernövényekkel ízesítjük. Só ízlés szerint. 2 órára hűtőbe tesszük. Hidegen tálaljuk.

Élvezni!

Savanyú káposzta saláta receptje

Hozzávalók

1 tégely Savanyú káposzta Mossuk meg és jól csepegtessük le

1 csésze reszelt sárgarépa

1 csésze finomra vágott zöldpaprika

1 üveg pimientos, felkockázva és lecsepegtetve

1 csésze finomra vágott zeller

1 csésze apróra vágott hagyma

egy csésze cukrot

½ csésze repceolaj

módszer

Az összes hozzávalót egy nagy tálban összekeverjük és jól összedolgozzuk.

Fedjük le a tálat fedővel, és tegyük hűtőbe egy éjszakára vagy 8 órára.

Hidegen tálaljuk.

Élvezni!

Gyors uborkasaláta

Hozzávalók

4 paradicsom, 8 szeletre vágva

2 nagy uborka meghámozva és vékonyra szeletelve

¼ csésze apróra vágott friss koriander

1 nagy vöröshagyma, apróra vágva

1 friss lime, facsart

Sózzuk ízlés szerint

módszer

A felszeletelt uborkát, paradicsomot, lilahagymát és koriandert egy nagy tálba tesszük, és jól összekeverjük. Adjuk hozzá a lime levét a keverékhez, és óvatosan keverjük össze, hogy az összes zöldséget bevonja a lime levével. Sózzuk a keveréket. Azonnal tálaljuk, vagy kihűlés után is tálalhatjuk.

Élvezni!

Paradicsom szelet tejszínes szósszal

Hozzávalók

1 csésze majonéz

½ csésze fél és fél tejszín

6 paradicsom, szeletekre vágva

1 vöröshagyma, vékonyan karikákra vágva

teáskanál. Szárított bazsalikom

Néhány levél saláta

módszer

Keverjük össze a majonézt és a fél tejszínt és a felét, és jól verjük fel. Adjuk hozzá a bazsalikom felét. Fedjük le a keveréket, és hűtsük le. Vegyünk egy tányért, és fedjük le salátalevelekkel. Rendezzük el a paradicsomszeleteket és a hagymakarikákat. A hideg öntetet a salátára csepegtessük le. Ezután szórjuk rá a többi bazsalikomot. Azonnal tálaljuk.

Élvezni!

Cékla saláta tányér

Hozzávalók

4 csokor friss cékla, a szárától megtisztítva

2 fej belga endívia

2 kanál. Olivaolaj

1 lb vegyes tavaszi saláta

1 nagy kanál. Citromlé

2 kanál. fehér borecet

1 nagy kanál. édesem

2 kanál. dijoni mustár

1 teáskanál. Száritott kakukkfű

½ csésze növényi olaj

1 csésze morzsolt feta sajt

Sózzuk, borsozzuk ízlés szerint

módszer

Enyhén kenje be a céklát növényi olajjal. Süssük körülbelül 45 percig előmelegített sütőben, 450 F vagy 230 C fokon. Hámozzuk meg és kockázzuk fel a céklát. Turmixgépben keverje össze a citromlevet, a mustárt, a mézet, az ecetet és a kakukkfüvet, és turmixolja össze. Fokozatosan adjuk hozzá az olívaolajat, miközben a turmixgép jár. Só és bors ízlés szerint. A salátát, az öntetet egy salátástálba tesszük és jól összekeverjük. Az endíviát tányérra rendezzük. Halmozzuk fel a zöldsalátát. Céklakockákkal és fetasajttal díszítjük.

Élvezni!

Csirke és spenót saláta

Hozzávalók

5 csésze főtt és felkockázott csirke

2 csésze zöld szőlő, félbevágva

1 csésze vörösborsó

2 csésze csomagolt apróra vágott spenót

2 ½ csésze vékonyra szeletelt zeller

7 Oz. Spirálban főtt vagy laktán makaróni

1 üveg pácolt articsóka szív

½ uborka

3 felszeletelt zöldhagyma tetejével

Ha szükséges, nagy spenótlevelek

Ízlés szerint narancsszeletek

A feltéthez:

½ csésze repceolaj

egy csésze cukrot

2 kanál. fehér borecet

1 teáskanál. só

½ teáskanál szárított darált hagyma

1 teáskanál. Citromlé

2 kanál. Friss apróra vágott petrezselyem

módszer

Keverje össze a csirkét, a borsót, a spenótot, a szőlőt, a zellert, az articsóka szíveket, az uborkát, a mogyoróhagymát és a főtt tésztát egy nagy tálban, és keverje össze. Lefedjük és néhány órára hűtőbe tesszük. A többi hozzávalót egy külön tálban összekeverjük, és zárt edényben hűtőbe tesszük. Az öntetet közvetlenül a saláta tálalása előtt készítsük el úgy, hogy az összes hozzávalót összekeverjük és jól összekeverjük. A hozzávalókat jól összekeverjük, és azonnal tálaljuk.

Élvezni!

Német uborkasaláta

Hozzávalók

2 nagy német uborka, vékonyra szeletelve

½ szeletelt hagyma

1 teáskanál. só

½ csésze tejföl

2 kanál. fehér cukor

2 kanál. fehér ecet

1 teáskanál. Szárított kapor

1 teáskanál. Szárított petrezselyem

1 teáskanál. A paprikás módszer

Az uborkát és a hagymakarikákat egy tányéron elrendezzük. A zöldségeket megsózzuk, és legalább 30 percre félretesszük. Pácolás után préseljük ki az uborkából a felesleges levet. A tejfölt, az ecetet, a kaprot, a petrezselymet és a cukrot egy tálban összekeverjük ecettel, kaporral és petrezselyemmel. Ezzel az öntettel bevonjuk az uborka- és hagymaszeleteket. Hűtőbe tesszük egy éjszakára vagy legalább 8 órára. Közvetlenül tálalás előtt szórjuk meg a salátát paprikával.

Élvezni!

Színes citrus saláta egyedi öntettel

Hozzávalók

1 üveg mandarin ¼ csésze finomra vágott friss petrezselyem

Ízlés szerint salátalevél

½ hámozott és szeletelt grapefruit

½ kis uborka

1 kis paradicsom, szeletekre vágva

½ kis vöröshagyma

½ teáskanál barna cukor

3 kanál. Francia vagy olasz salátaöntet

1 teáskanál. Citromlé

1 csipet szárított tárkony

1 teáskanál. Szárított bazsalikom

teáskanál. Bors

módszer

A narancsokat a levét kicsavarva egy kis tálba tesszük, és félretesszük.

Mentse el a levet. Vegyünk egy kis tálat, és adjuk hozzá a petrezselymet, a bazsalikomot, a tárkonyt, a salátaöntetet, a citromlevet, a narancslevet, a barna cukrot és a borsot. A keveréket simára keverjük. Helyezzük a salátaleveleket egy tányérra. A gyümölcsöket egyenként elrendezzük. Az öntetet a gyümölcsre öntjük és tálaljuk.

Élvezni!

Burgonya, sárgarépa és cékla saláta

Hozzávalók

2 cékla, megfőzve és felszeletelve

4 kis burgonya megfőzve és kockákra vágva

2 kis sárgarépa megfőzve és felszeletelve

3 zöldhagyma, apróra vágva

3 kis kapor savanyúság, kockákra vágva

¼ csésze növényi olaj

2 kanál. pezsgő ecet

Sózzuk ízlés szerint

módszer

Keverjük össze az összes hozzávalót, és jól keverjük össze, hogy az ízek átjárják. Hűtőbe tesszük néhány órára, és nagyon hidegen tálaljuk.

Élvezni!

Dinnye és sonka saláta

Hozzávalók

1 1/2 csésze mézharmat sárgadinnye, 1/2 hüvelykes kockákra vágva

1 1/2 csésze sárgadinnye, 1/2 hüvelykes kockákra vágva

1 nagy kanál. vékonyra szeletelt friss menta

1/2 teáskanál friss citromlé

1/8 teáskanál frissen őrölt fekete bors

1 uncia vékonyra szeletelt sonka, vékony csíkokra vágva

1/4 csésze, 2 uncia friss Parmigiano-Reggiano pehely

Ízlés szerint őrölt fekete bors

Ízlés szerint mentaszálak

módszer

Keverje össze az összes hozzávalót egy nagy tálban, és jól keverje össze, amíg jó bevonat nem lesz. Borssal és menta ágakkal díszítve tálaljuk.

Azonnal tálaljuk.

Élvezni!

Kukorica és fehérbab saláta

Hozzávalók

1 fej escarole, hosszában felnegyedelve és megmosva

Főző spray

1 uncia bacon, darálva

1/2 közepes cukkini, negyedelve és julienzsel

1/2 gerezd fokhagyma, felaprítva

1/2 csésze friss kukoricaszem

1/4 csésze apróra vágott friss lapos petrezselyem

1/2 15 uncia kékbab doboz, leöblítve és lecsepegtetve

1 nagy kanál. vörösborecet

1/2 teáskanál extra szűz olívaolaj

1/4 teáskanál fekete bors

módszer

Főzzük az escarole-t egy nagy serpenyőben közepes lángon 3 percig, vagy amíg a széle körül megfonnyad. Tisztítsa meg az edényt, és vonja be főzőpermettel. Közepes lángon felhevítjük, majd hozzáadjuk a pancettát, a cukkinit és a fokhagymát, és puhára pároljuk. Adjuk hozzá a kukoricát és főzzük még egy percig. Keverje össze a kukoricát és az escarole keveréket egy nagy tálban. Adjunk hozzá petrezselymet és ecetet, és jól keverjük össze. Adjuk hozzá a többi hozzávalót és jól keverjük össze. Kiszolgálni.

Élvezni!

www.ingramcontent.com/pod-product-compliance
Lightning Source LLC
Chambersburg PA
CBHW070414120526
44590CB00014B/1399